G. Dreher-Edelmann
Gymnastik für die Hals- und Brustwirbelsäule

Gabriele Dreher-Edelmann

Gymnastik für die Hals- und Brustwirbelsäule

30 Tage mit je 7 Übungen

4. aktualisierte Auflage

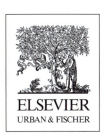

URBAN & FISCHER

München · Jena

Zuschriften und Kritik an:
Elsevier GmbH, Urban & Fischer Verlag, Karlstraße 45, 80333 München

Wichtiger Hinweis für den Benutzer
Die Erkenntnisse in der Medizin unterliegen laufendem Wandel durch Forschung und klinische Erfahrungen. Die Autorin dieses Werkes hat große Sorgfalt darauf verwendet, dass die in diesem Werk gemachten therapeutischen Angaben dem derzeitigen Wissensstand entsprechen. Das entbindet den Nutzer dieses Werkes aber nicht von der Verpflichtung, anhand weiterer schriftlicher Informationsquellen zu überprüfen, ob die dort gemachten Angaben von denen in diesem Buch abweichen und seine Verordnung in eigener Verantwortung zu treffen.

Wie allgemein üblich wurden Warenzeichen bzw. Namen (z.B. bei Pharmapräparaten) nicht besonders gekennzeichnet.

Bibliografische Information der Deutschen Nationalbibliothek
Die Deutsche Nationalbibliothek verzeichnet diese Publikation in der Deutschen Nationalbibliografie; detaillierte bibliografische Daten sind im Internet über http://dnb.d-nb.de abrufbar.

Alle Rechte vorbehalten
3. Auflage 2002
4. Auflage 2008
© Elsevier GmbH, München
Der Urban & Fischer Verlag ist ein Imprint der Elsevier GmbH.

08 09 10 11 12   5 4 3 2 1

Das Werk einschließlich aller seiner Teile ist urheberrechtlich geschützt. Jede Verwertung außerhalb der engen Grenzen des Urheberrechtsgesetzes ist ohne Zustimmung des Verlages unzulässig und strafbar. Das gilt insbesondere für Vervielfältigungen, Übersetzungen, Mikroverfilmungen und die Einspeicherung und Verarbeitung in elektronischen Systemen.

Um den Textfluss nicht zu stören, wurde bei Patienten und Berufsbezeichnungen die grammatikalisch maskuline Form gewählt. Selbstverständlich sind in diesen Fällen immer Frauen und Männer gemeint.

Planung: Ines Mergenhagen
Lektorat: Ingrid Stöger, Petra Eichholz
Herstellung: Hildegard Graf
Satz: abavo GmbH, Buchloe
Druck und Bindung: Printer Trento, Trient/Italien
Fotos: Christiane Frietsch, Baden-Baden
Umschlaggestaltung: SpieszDesign, Neu-Ulm
Titelfotografie: Christiane Frietsch, Baden-Baden

ISBN 978-3-437-45572-8
Aktuelle Informationen finden Sie im Internet unter **www.elsevier.de** und **www.elsevier.com**.

Vorwort

Es freut mich sehr, dass inzwischen die 4. Auflage dieses Buches entstanden ist. Am Konzept habe ich nichts geändert, das Übungsbuch soll in seinem Grundaufbau so bestehen bleiben.

Als Ergänzung zum Band „Wirbelsäulengymnastik" sind in diesem Buch Übungen mit dem Schwerpunkt Hals- und Brustwirbelsäule zusammengestellt. Jeder, der Beschwerden im Bereich der Halswirbelsäule hat, kann mit diesem Übungsprogramm seine Hals- und Nackenmuskulatur stärken, seinen Kopf besser ausbalancieren und so seine Halswirbelsäule entlasten. Zusammen mit dem Programm für die gesamte Wirbelsäule kann die Rumpfmuskulatur optimal trainiert werden. Das Übungsprogramm bringt die Muskeln in ein harmonisches Gleichgewicht, ohne bestimmte Muskelgruppen besonders zu kräftigen. Es verbessert die Beweglichkeit, die Koordinationsfähigkeit und stützt das Herz-Kreislauf-System. Der Wirbelsäule wird so die ausreichende Stabilisation und Mobilisation gegeben, die zur Vorbeugung von Rückenbeschwerden erforderlich ist.

Das Buch wendet sich an alle, die Wirbelsäulengymnastik oder Haltungsgymnastik durchführen, also an Physiotherapeuten, Sport- und Gymnastiklehrer, Kursleiter in Volkshochschulen und Sportvereinen. Wegen der klaren Sprache und der anschaulichen Übungen ist es aber auch für Laien geeignet. Allen Übenden wünsche ich Spaß bei der Durchführung des Programms, aber auch die Geduld und Ausdauer, die erforderlich ist, um den Erfolg in schmerzfreier Bewegung direkt spüren zu können.

Das von mir zusammengestellte Übungsprogramm hat sich seit vielen Jahren bewährt, bestätigt durch Rückmeldungen von Patienten, Kollegen und Ärzten. Von den Verbänden der Rückenschulen wird es als Arbeitsgrundlage empfohlen. Die Übungen entsprechen ganz den Forderungen der Orthopäden nach einem „gemäßigten Training". Aktiv zu sein ist wichtig, sich zu bewegen ist richtig und man sollte regelmäßig etwas tun – es muss jedoch kein Intensivsport sein.

Bedanken möchte ich mich insbesondere bei allen Teilnehmern meiner Kurse und den zahlreichen Kollegen, die durch ihre konstruktive Kritik dazu beigetragen haben, das Programm immer weiter zu verbessern. Lieben Dank sage ich meiner Schwiegertochter Elke Dreher, die mit viel Ausdauer, Energie und Freude die Übungen dargestellt hat. Frau Christiane Frietsch sage ich herzlichen Dank für die einfühlsame Mitarbeit und die schönen Fotos. Dem Lektorat Fachberufe des Elsevier/Urban & Fischer-Verlages sage ich besonderen Dank für die gute, freundliche und geduldige Zusammenarbeit.

G. Dreher-Edelmann Baden-Baden, Juli 2007

Das Übungskonzept

Rückenschmerzen kennt (fast) jeder. Um Rückenbeschwerden zu vermeiden oder bestehende Schmerzen zu lindern, ist ein ausgewogenes Übungskonzept wichtig. Ziel ist dabei, wieder eine entspannte aufrechte Haltung einzunehmen. Dies wird durch ein optimales Training der Muskulatur erreicht. Zwei unterschiedliche Typen von Muskeln wirken mit:
- Tonische Muskulatur wird leicht aktiviert, ermüdet langsam und neigt zur Verkürzung. Typische Muskelgruppe ist die ischiokrurale Muskulatur.
- Phasische Muskulatur wird langsam aktiviert, ermüdet leicht und neigt zur Atrophie. Typische Muskelgruppen sind die Bauch- und Gesäßmuskulatur.

Für eine dynamisch ausgewogene Rumpfmuskulatur muss die tonische Muskulatur gedehnt werden, die phasische Muskulatur muss gekräftigt werden.

Halswirbelsäule, Schulter- und Brustbereich werden im besonderen Maße durch einseitige Muskelbelastungen beansprucht. Beim Senken des Kopfes, z.B. beim Schreiben, wird u.a. der M. levator scapulae zusätzlich zu seiner normalen Funktion zum Halten des Kopfes beansprucht. Dies kann zur Verspannung und Verkürzung des Muskels führen. Diese Veränderung wirkt sich auf zahlreiche andere Muskeln im Schulter- und Nackenbereich aus. Die Folge sind Schmerzen im Nacken-, Schulter- und Brustbereich.

Ziel des Übungsprogramms für die Halswirbelsäule ist ein Ausbalancieren des Kopfes in der Mitte der Schultern und frei tragende Schultern. Dies wird durch ein gleichmäßiges Training der Nacken- und Halsmuskeln und eine Kräftigung der Mm. rhomboidei (phasische Muskulatur) sowie durch Dehnen der Pektoralismuskulatur (tonische Muskulatur) erreicht.

Das Übungsprogramm basiert auf aufeinander aufbauenden Einheiten. Das Programm sollte vom 1. bis zum 30. Tag konsequent durchgeführt werden. Übungen, die Beschwerden bereiten, sollten jedoch ausgelassen werden. Die tägliche Übungsdauer beträgt ca. 10 Minuten. Zusätzlich werden Hilfen zur Selbstmassage verspannter Muskulatur und Hinweise zum besseren Sitzen (und damit zur Vermeidung von Rückenschmerzen) gegeben. Atemübungen sowie Möglichkeiten zur Entspannung der Kiefermuskulatur runden das Muskeltraining für die Schulter-Nacken-Region ab.

Bewegungsauftrag und Bewegungsrichtung werden in den Abbildungen durch Pfeile und farbige Markierungen gekennzeichnet; die Erklärung der Zeichen findet sich unten auf jeder Doppelseite. Übungen, die mit „Warndreieck" ⚠ markiert sind, sollten besonders vorsichtig durchgeführt werden. Die Hand gibt dabei nur Widerstand, übt jedoch nicht aktiv Druck aus.

> A Übungen für 30 Tage 3

> B Erweiterung
     des Übungsprogramms 243

20	Übungstag 20	155
21	Übungstag 21	163
22	Übungstag 22	171
23	Übungstag 23	179
24	Übungstag 24	187
25	Übungstag 25	195
26	Übungstag 26	203
27	Übungstag 27	211
28	Übungstag 28	219
29	Übungstag 29	227
30	Übungstag 30	235

KAPITEL 1
Übungstag 1

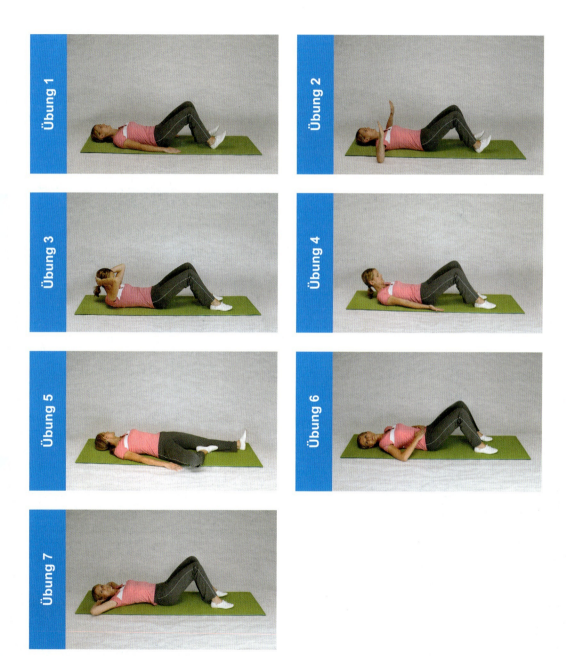

4 Übungstag 1

1. Übung

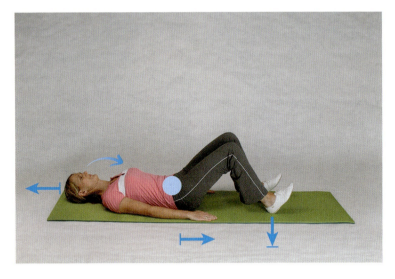

Ausgangsstellung
- Rückenlage
- Beine gebeugt
- Füße am Boden
- Arme gestreckt leicht abgespreizt neben dem Körper
- Handflächen nach unten

Wiederholungszahl
- 3 ×

Ausführung
- Bauchmuskeln spannen
- Kreuz in den Boden drücken
- Fersen in den Boden drücken
- Hände am Boden in Richtung Füße schieben
- Kinn in Richtung Brust ziehen
- nun: Kopf am Boden lang herausdehnen
- Spannung einen Augenblick halten
- Spannung lösen

Tipps und Fallen
- den Kopf nicht anheben
- kein Doppelkinn drücken
- weiteratmen

dehnen   drücken   stemmen

2. Übung

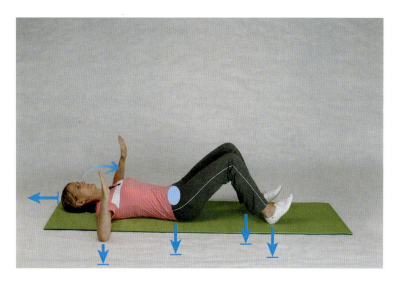

Ausgangsstellung
- Rückenlage
- Beine gebeugt
- Fersen am Boden
- Arme gestreckt in Schulterhöhe legen

Wiederholungszahl
- 3 ×

Ausführung
- Bauchmuskeln spannen
- Ellbogen beugen, Unterarme senkrecht stellen
- Kreuz in den Boden drücken
- Fersen in den Boden drücken
- Ellbogen in den Boden drücken
- Kinn in Richtung Brust ziehen
- nun: Kopf am Boden lang herausdehnen
- Spannung einen Augenblick halten
- Spannung lösen

Tipps und Fallen
- Hände bleiben locker, keine Faust machen
- den Kopf nicht anheben
- kein Doppelkinn drücken
- weiteratmen

 Bewegungsrichtung spannen strecken

3. Übung

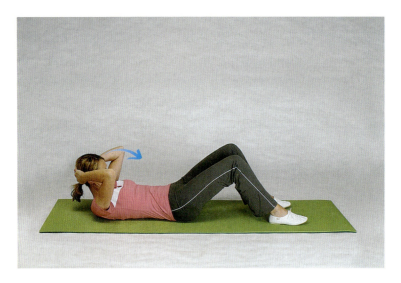

Ausgangsstellung
- Rückenlage
- Beine gebeugt
- Füße am Boden
- Hände unter dem Kopf

Wiederholungszahl
- 3 ×

Ausführung
- Kopf mit den Händen in Richtung Brust ziehen
- dabei die Halsmuskulatur leicht dehnen
- nun: den Kopf leicht in die Hände drücken und zurücklegen
- Spannung lösen

Tipps und Fallen
- beim Dehnen den Kopf mit seinem ganzen Gewicht in die Hände geben
- vorsichtig dehnen
- weiteratmen

⟶ dehnen   ⟶| drücken |⟶ stemmen

4. Übung

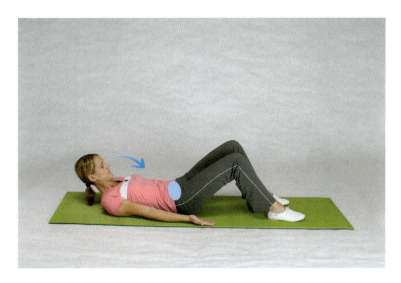

Ausgangsstellung
- Rückenlage
- Beine gebeugt
- Füße am Boden
- Arme gestreckt leicht abgespreizt neben dem Körper
- Handflächen nach oben

Wiederholungszahl
- 3 ×

Ausführung
- Bauchmuskeln spannen
- Kreuz in den Boden drücken
- Kinn in Richtung Brust ziehen
- nun: Kopf anheben, auf den Bauch schauen
- Spannung einen Augenblick halten
- Kopf langsam zurücklegen
- Spannung lösen

Tipps und Fallen
- nur den Kopf anheben
- Schultern bleiben liegen
- weiteratmen

 Bewegungsrichtung   spannen   strecken

5. Übung

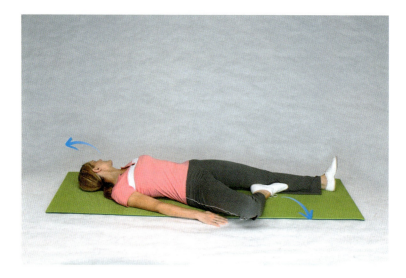

Ausgangsstellung
- Rückenlage
- Beine gestreckt
- Arme gestreckt leicht abgespreizt neben dem Körper
- Handflächen nach unten

Wiederholungszahl
- 2 × jedes Bein üben

Ausführung
- rechtes Bein beugen, Fuß auf den Boden neben das linke Knie stellen
- nun: rechtes Bein langsam spreizen und gleichzeitig den Kopf langsam nach links drehen
- den Kopf zur Mittelstellung zurückdrehen und gleichzeitig das Bein aufrichten
- das Bein strecken
- Spannung lösen

Tipps und Fallen
- den Kopf nicht anheben
- beide Bewegungen langsam und miteinander üben
- weiteratmen

 dehnen   drücken   stemmen

6. Übung

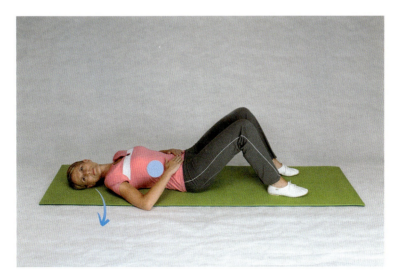

Ausgangsstellung
- Rückenlage
- Beine gebeugt
- Füße am Boden
- Hände auf dem Bauch

Wiederholungszahl
- 4 × den Kopf zu jeder Seite drehen

Ausführung
- Bauchmuskeln spannen
- Kreuz in den Boden drücken
- Kopf langsam nach rechts drehen
- Kopf zur Mitte zurückdrehen
- Kopf langsam nach links drehen
- Kopf zur Mitte zurückdrehen
- nun: den Kopf nach rechts drehen
- einen Augenblick diese Position halten, bis 5 zählen
- Kopf zur Mitte zurückdrehen
- Kopf nach links drehen
- einen Augenblick diese Position halten, bis 5 zählen
- Kopf zur Mitte zurückdrehen
- Spannung lösen

Tipps und Fallen
- den Kopf nicht anheben
- den Kopf langsam drehen, ohne Kraft
- weiteratmen

 Bewegungsrichtung   spannen   strecken

7. Übung

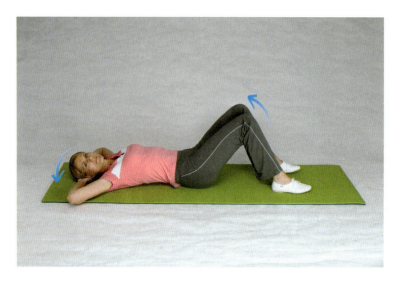

Ausgangsstellung
- Rückenlage
- Beine gebeugt
- Füße am Boden
- Hände unter dem Kopf

Wiederholungszahl
- einige ×

Ausführung
- die gebeugten Beine vorsichtig und langsam zusammen nach rechts und links zur Seite senken
- den Kopf entgegengesetzt zur Seite bewegen

Tipps und Fallen
- den Kopf nicht anheben
- beide Schultern bleiben am Boden

↦ dehnen   ↦| drücken |↦ stemmen

KAPITEL 2
Übungstag 2

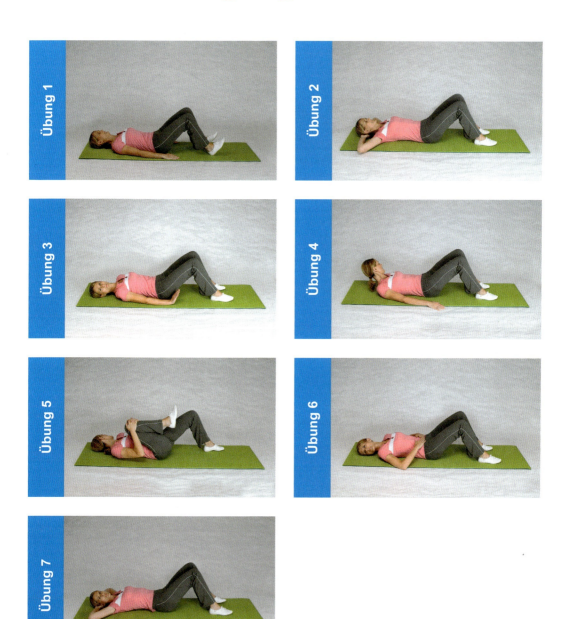

1. Übung

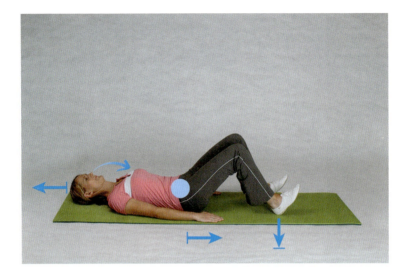

Ausgangsstellung
- Rückenlage
- Beine gebeugt
- Füße am Boden
- Arme gestreckt leicht abgespreizt neben dem Körper
- Handflächen nach unten

Wiederholungszahl
- 3 ×

Ausführung
- Bauchmuskeln spannen
- Kreuz in den Boden drücken
- Fersen in den Boden drücken
- Hände am Boden in Richtung Füße schieben
- Kinn in Richtung Brust ziehen
- nun: Kopf am Boden lang herausdehnen
- Spannung einen Augenblick halten
- Spannung lösen

Tipps und Fallen
- den Kopf nicht anheben
- kein Doppelkinn drücken
- weiteratmen

 dehnen   drücken   stemmen

2. Übung

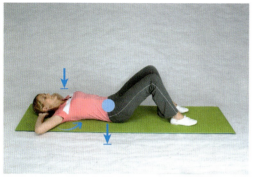 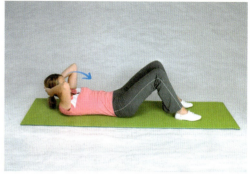

Ausgangsstellung
- Rückenlage
- Beine gebeugt
- Füße am Boden
- Hände unter dem Kopf

Wiederholungszahl
- 3 ×

Ausführung
- Schulterblätter an die Wirbelsäule ziehen, spüren, wie der Rücken hohl wird
- nun: Bauchmuskeln spannen
- Kreuz in den Boden drücken
- Spannung ein paar Sekunden halten
- Spannung lösen
- Kopf mit den Händen nach vorn in Richtung Brust ziehen
- dabei die Halsmuskeln leicht dehnen
- Kopf langsam zurücklegen
- Spannung lösen

Tipps und Fallen
- den Kopf mit seinem ganzen Gewicht in die Hände geben
- vorsichtig dehnen
- weiteratmen

 Bewegungsrichtung   spannen   ▬ strecken

3. Übung

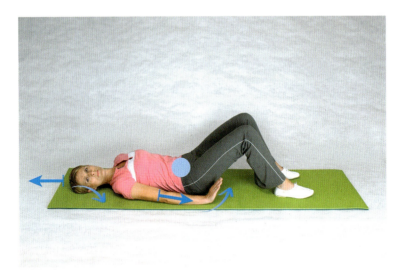

Ausgangsstellung
- Rückenlage
- Beine gebeugt
- Füße am Boden
- Arme gestreckt leicht abgespreizt neben dem Körper
- Handflächen nach unten

Wiederholungszahl
- 2 × zu jeder Seite üben

Ausführung
- Bauchmuskeln spannen
- Kreuz in den Boden drücken
- rechte Hand in Richtung Unterarm ziehen
- Kopf am Boden lang herausdehnen
- Kopf nach rechts drehen
- nun: die rechte Hand am Boden in Richtung rechten Fuß schieben
- Spannung einen Augenblick halten
- Spannung lösen

Tipps und Fallen
- den Kopf nicht anheben
- weiteratmen

→ dehnen   drücken   stemmen

4. Übung

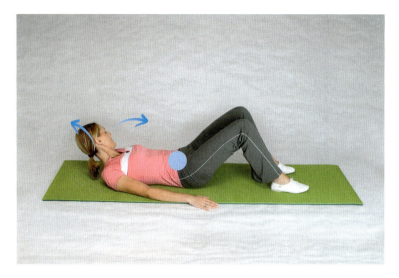

Ausgangsstellung
- Rückenlage
- Beine gebeugt
- Füße am Boden
- Arme gestreckt leicht abgespreizt neben dem Körper
- Handflächen nach unten

Wiederholungszahl
- 2 × zu jeder Seite üben

Ausführung
- Bauchmuskeln spannen
- Kreuz in den Boden drücken
- nun: Kopf anheben, Kopf nach links drehen, zur linken Hand schauen
- Spannung einen Augenblick halten
- Kopf zurückdrehen und zurücklegen
- Spannung lösen

Tipps und Fallen
- nur den Kopf anheben
- Schultern bleiben liegen
- weiteratmen

 Bewegungsrichtung spannen strecken

5. Übung

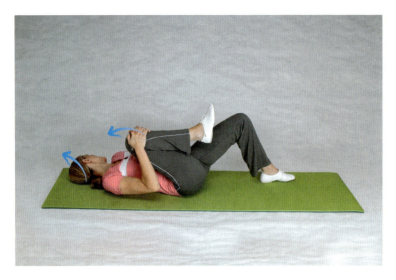

Ausgangsstellung
- Rückenlage
- Beine gebeugt
- Arme gestreckt leicht abgespreizt neben dem Körper
- Handflächen nach unten

Wiederholungszahl
- 2 × jedes Bein üben

Ausführung
- rechten Bein an den Bauch heranbeugen
- beide Hände umfassen das Knie
- bei Kniebeschwerden: das Bein in der Kniekehle fassen
- nun: das Knie langsam zur Brust heranbeugen und gleichzeitig den Kopf langsam nach links drehen
- einen Augenblick die Position halten
- den Kopf zur Mittelstellung zurückdrehen
- das Knie loslassen
- das Bein zurückstellen
- Spannung lösen

Tipps und Fallen
- beide Bewegungen langsam und miteinander üben
- weiteratmen

→ dehnen →| drücken |→ stemmen

6. Übung

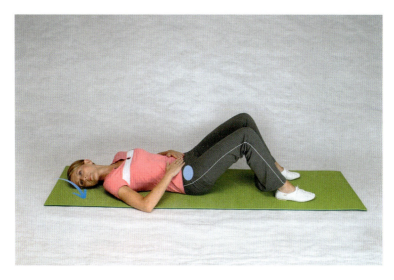

Ausgangsstellung
- Rückenlage
- Beine gebeugt
- Füße am Boden
- Hände auf dem Bauch

Wiederholungszahl
- 2 × zu jeder Seite üben

Ausführung
- Bauchmuskeln spannen
- Kreuz in den Boden drücken
- den Kopf langsam nach rechts drehen
- wenn möglich so weit, bis das Ohr den Boden berührt
- nun: den Kopf auf dem Ohr am Boden zur Mitte zurückziehen
- den Kopf zur Mittelstellung zurückdrehen
- Spannung lösen

Tipps und Fallen
- den Kopf nicht anheben
- den Kopf nicht mit Gewalt auf das Ohr drehen
- weiteratmen

 Bewegungsrichtung   spannen   ▬▬ strecken

7. Übung

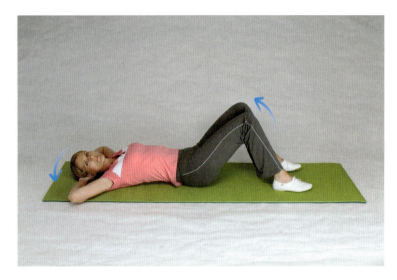

Ausgangsstellung
- Rückenlage
- Beine gebeugt
- Füße am Boden
- Hände unter dem Kopf

Wiederholungszahl
- einige ×

Ausführung
- die gebeugten Beine vorsichtig und langsam zusammen nach rechts und links zur Seite senken
- den Kopf entgegengesetzt zur Seite bewegen

Tipps und Fallen
- den Kopf nicht anheben
- beide Schultern bleiben am Boden

dehnen   drücken   stemmen

KAPITEL 3
Übungstag 3

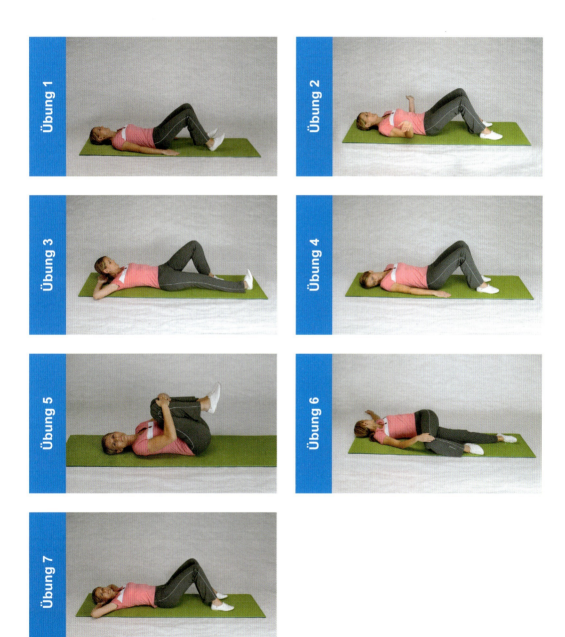

1. Übung

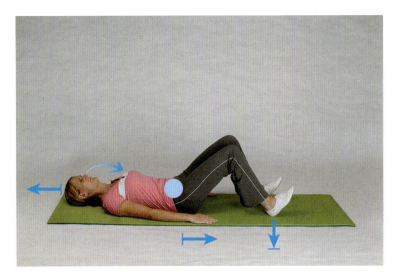

Ausgangsstellung
- Rückenlage
- Beine gebeugt
- Füße am Boden
- Arme gestreckt leicht abgespreizt neben dem Körper
- Handflächen nach unten

Wiederholungszahl
- 3 ×

Ausführung
- Bauchmuskeln spannen
- Kreuz in den Boden drücken
- Fersen in den Boden drücken
- Hände am Boden in Richtung Füße schieben
- Kinn in Richtung Brust ziehen
- nun: Kopf am Boden lang herausdehnen
- Spannung einen Augenblick halten
- Spannung lösen

Tipps und Fallen
- den Kopf nicht anheben
- kein Doppelkinn drücken
- weiteratmen

dehnen   drücken   stemmen

2. Übung

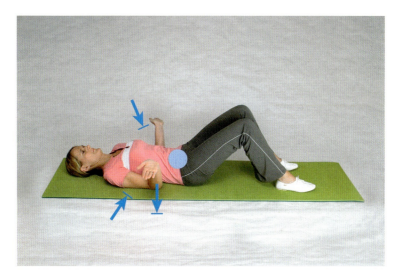

Ausgangsstellung
- Rückenlage
- Beine gebeugt
- Füße am Boden
- Arme gestreckt leicht abgespreizt neben dem Körper
- Handflächen nach unten

Wiederholungszahl
- 3 ×

Ausführung
- Bauchmuskeln spannen
- Kreuz in den Boden drücken
- Arme im Ellbogen beugen
- nun: Ellbogen gegen den Körper drücken
- Unterarme und Hände zur Seite zum Boden drücken
- Spannungen einen Augenblick halten
- Spannung lösen

Tipps und Fallen
- das Kreuz am Boden halten
- weiteratmen

 Bewegungsrichtung   spannen   strecken

3. Übung

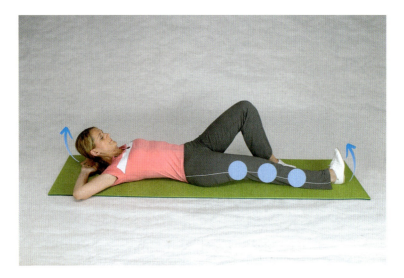

Ausgangsstellung
- Rückenlage
- ein Bein gebeugt
- das andere Bein gestreckt
- beide Hände unter dem Kopf

Wiederholungszahl
- 3 × jedes Bein üben

Ausführung
- Fußspitze von gestrecktem Bein hochziehen
- nun: Kopf anheben, Hände bleiben am Boden liegen
- Fußspitze ansehen
- Kopf langsam zurücklegen
- Spannung lösen

Tipps und Fallen
- weiteratmen

→ dehnen   →| drücken |→ stemmen

4. Übung

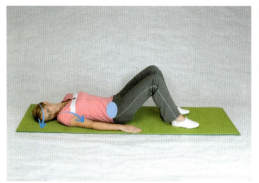
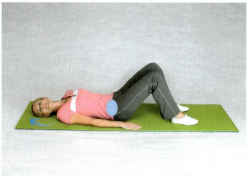

Ausgangsstellung
- Rückenlage
- Beine gebeugt
- Füße am Boden
- Arme gestreckt leicht abgespreizt neben dem Körper
- Handflächen nach unten

Wiederholungszahl
- 2 × zu jeder Seite üben

Ausführung
- Bauchmuskeln spannen
- Kreuz in den Boden drücken
- Kopf langsam nach rechts drehen
- Nase zur Schulter senken
- nun: die Nase nach rechts oben führen
- der Kopf wird am Boden bewegt
- einen Augenblick diese Position halten
- den Kopf langsam zur Mittelstellung zurückdrehen
- Spannung lösen

Tipps und Fallen
- den Kopf nicht anheben
- weiteratmen

Bewegungsrichtung spannen strecken

5. Übung

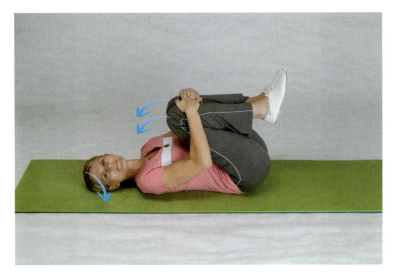

Ausgangsstellung
- Rückenlage
- Beine gebeugt
- Arme gestreckt leicht abgespreizt neben dem Körper
- Handflächen nach unten

Wiederholungszahl
- 2 × zu jeder Seite üben

Ausführung
- beide Knie an den Bauch heranbeugen
- beide Hände umfassen die Knie
- bei Kniebeschwerden: die Beine in den Kniekehlen fassen
- nun: beide Knie langsam zur Brust heranbeugen und gleichzeitig den Kopf nach rechts drehen
- einen Augenblick diese Position halten
- zurück zur Ausgangsstellung
- Spannung lösen

Tipps und Fallen
- beide Bewegungen langsam und miteinander üben
- weiteratmen

 dehnen  drücken   stemmen

6. Übung

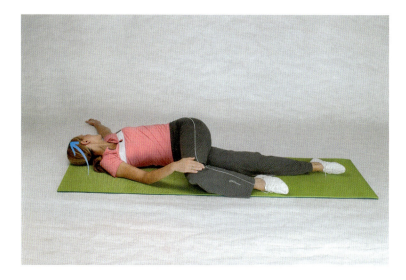

Ausgangsstellung
- Seitlage rechts
- Beine gestreckt

Wiederholungszahl
- 2 × jede Seite üben

Ausführung
- Dehnübung
- linkes Bein beugen
- das Knie mit der rechten Hand am Boden halten
- den linken Arm nach hinten führen und mit der Schulter langsam zum Boden senken
- den Kopf nach links zur Seite mitdrehen
- einen Augenblick die Position halten
- nun: das gebeugte Bein loslassen
- das Bein strecken, auf den Rücken rollen, den linken Arm an den Körper zurückführen

Tipps und Fallen
- langsam in die Dehnung hineingleiten
- weiteratmen

 Bewegungsrichtung   spannen   strecken

7. Übung

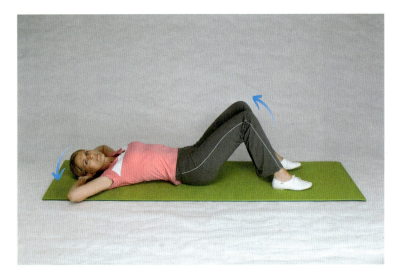

Ausgangsstellung
- Rückenlage
- Beine gebeugt
- Füße am Boden
- Hände unter dem Kopf

Wiederholungszahl
- einige ×

Ausführung
- die gebeugten Beine vorsichtig und langsam zusammen nach rechts und links zur Seite senken
- den Kopf entgegengesetzt zur Seite bewegen

Tipps und Fallen
- den Kopf nicht anheben
- beide Schultern bleiben am Boden

KAPITEL 4
Übungstag 4

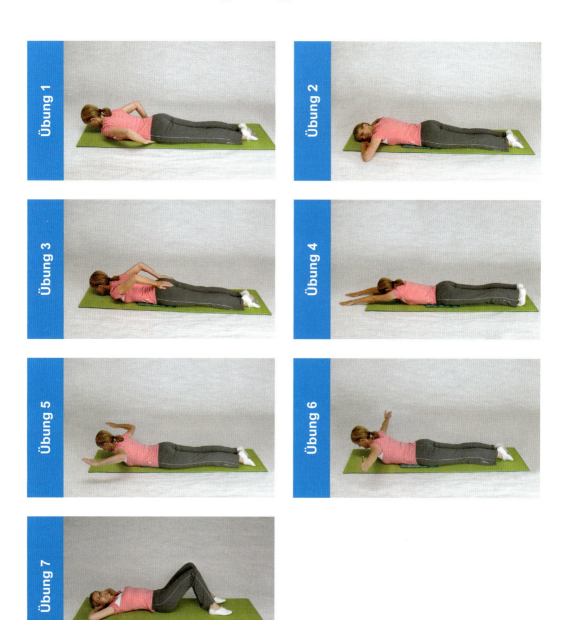

1. Übung

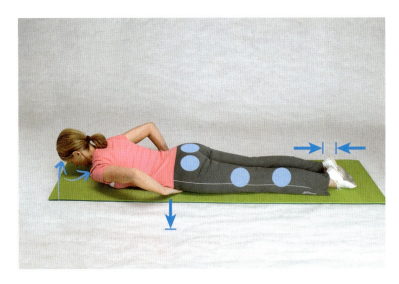

Ausgangsstellung
- Bauchlage
- Beine gestreckt
- Füße liegen auf den Fußrücken am Boden
- die Arme liegen gestreckt neben dem Körper
- die Stirn liegt am Boden

Wiederholungszahl
- 3 ×

Ausführung
- beide Hände unter die Leisten legen
- beide Füße aneinanderdrücken
- Beine spannen
- Gesäßmuskeln spannen
- die Leisten in die Hände drücken
- Bauch einziehen
- nun: Kopf anheben und Kinn in Richtung Brust ziehen
- einen Augenblick diese Position halten
- Spannung langsam lösen

Tipps und Fallen
- weiteratmen

2. Übung

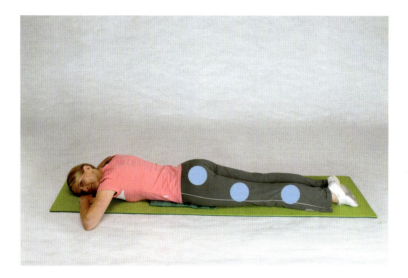

Ausgangsstellung
- Bauchlage
- Kissen unter dem Bauch
- Beine gestreckt
- Hände liegen unter der Stirn am Boden
- die Fingerspitzen berühren sich

Wiederholungszahl
- 3 × zu jeder Seite üben

Ausführung
- Beine spannen
- Gesäßmuskeln spannen
- nun: den Kopf anheben und drehen
- das rechte Ohr auf die Finger legen
- einen Augenblick diese Position halten
- den Kopf auf die Stirn zurücklegen
- Spannung lösen

Tipps und Fallen
- den Kopf ruhig drehen
- weiteratmen

3. Übung

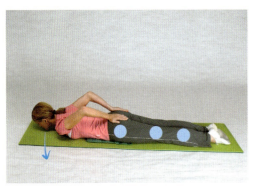 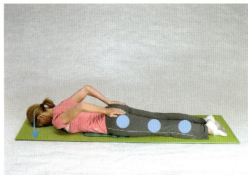

Ausgangsstellung
- Bauchlage
- Kissen unter dem Bauch
- Beine gestreckt
- Hände auf dem Gesäß
- die Stirn liegt am Boden

Wiederholungszahl
- 3 × jede Position üben

Ausführung
- Beine spannen
- Gesäßmuskeln spannen
- nun: Kopf anheben
- das Kinn zum Boden senken
- Kopf anheben
- die Stirn zum Boden senken
- Spannung lösen

Tipps und Fallen
- den Kopf langsam heben
- weiteratmen

→ dehnen → drücken → stemmen

4. Übung

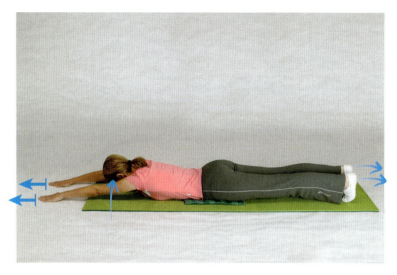

Ausgangsstellung
- Bauchlage
- Kissen unter dem Bauch
- Beine gestreckt
- die Zehen stehen gebeugt am Boden
- beide Arme liegen gestreckt nach vorn am Boden

Wiederholungszahl
- 3 ×

Ausführung
- Dehnübung
- beide Fersen nach unten ziehen
- die Knie heben vom Boden ab
- die Beine sind gestreckt
- nun: beide Arme gestreckt am Boden lang herausschieben
- Kopf nasenfrei vom Boden abheben
- Blick bleibt zum Boden gerichtet
- mit der Einatmung dehnen
- mit der Ausatmung lösen

Tipps und Fallen
- vorsichtig dehnen

 Bewegungsrichtung   spannen   ▬ strecken

5. Übung

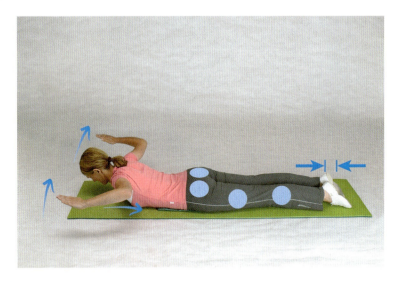

Ausgangsstellung
- Bauchlage
- Kissen unter dem Bauch
- Beine gestreckt
- Füße liegen auf den Fußrücken am Boden
- beide Arme in U-Halte: Arme liegen in Schulterbreite, die Unterarme sind rechtwinkelig angebeugt

Wiederholungszahl
- 3 ×

Ausführung
- beide Füße aneinanderdrücken
- Beine spannen
- Gesäßmuskeln spannen
- Bauch einziehen
- nun: beide Arme in U-Halte anheben
- Kopf nasenfrei vom Boden abheben
- Blick bleibt zum Boden gerichtet
- einen Augenblick diese Position halten
- Spannung langsam lösen

Tipps und Fallen
- Arme nur in Schulterhöhe anheben
- zum Boden schauen
- weiteratmen

 dehnen   drücken   ⇒ stemmen

6. Übung

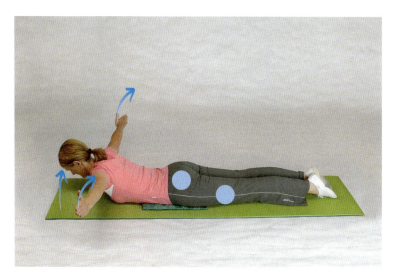

Ausgangsstellung
- Bauchlage
- Kissen unter dem Bauch
- Beine gestreckt
- Hände liegen unter der Stirn

Wiederholungszahl
- 3 ×

Ausführung
- Beine spannen
- Gesäßmuskeln spannen
- Kopf und Arme anheben
- Blick bleibt zum Boden gerichtet
- nun: Arme in Körperhöhe zur Seite strecken
- Daumen nach oben drehen
- einen Augenblick diese Position halten
- Arme zurückdrehen
- Hände unter die Stirn nehmen
- Kopf zurücklegen
- Spannung lösen

Tipps und Fallen
- Arme nur in Schulterhöhe anheben
- zum Boden schauen
- weiteratmen

 Bewegungsrichtung   spannen   strecken

7. Übung

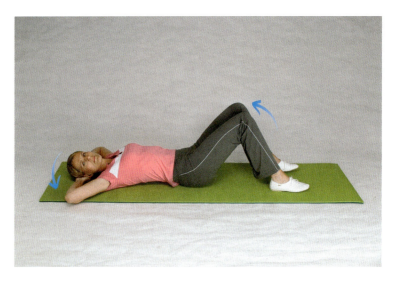

Ausgangsstellung
- Rückenlage
- Beine gebeugt
- Füße am Boden
- Hände unter dem Kopf

Wiederholungszahl
- einige ×

Ausführung
- die gebeugten Beine vorsichtig und langsam zusammen nach rechts und links zur Seite senken
- den Kopf entgegengesetzt zur Seite bewegen

Tipps und Fallen
- den Kopf nicht anheben
- beide Schultern bleiben am Boden

dehnen drücken stemmen

KAPITEL 5
Übungstag 5

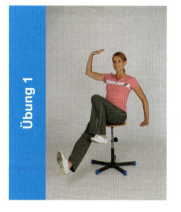
Übung 1

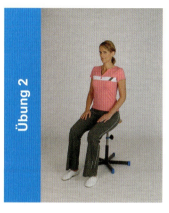
Übung 2

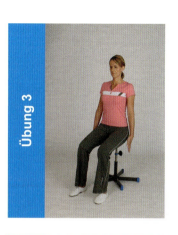
Übung 3

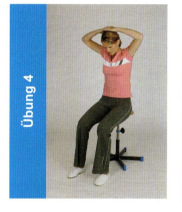
Übung 4

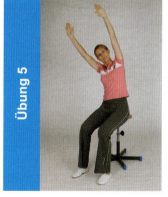
Übung 5

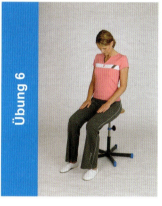
Übung 6

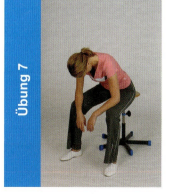
Übung 7

Übungstag 5

1. Übung

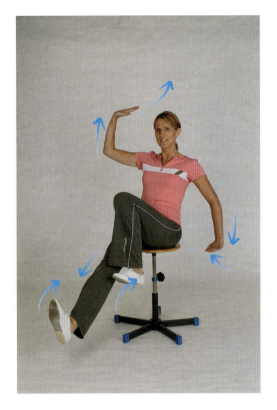

Ausgangsstellung
- Sitz auf dem Stuhl
- Arme hängen neben dem Körper

Wiederholungszahl
- einige × üben

Ausführung
- Arme und Beine entgegengesetzt bewegen:
- linkes Bein beugen, Fußspitze hochziehen
- rechten Arm nach oben strecken
- Handfläche ist zur Decke gerichtet
- rechtes Bein vorstrecken, Fußspitze hochziehen
- linken Arm nach unten strecken
- Handfläche ist zum Boden gerichtet
- Arme und Beine wechseln, dabei rekeln, dehnen, stöhnen und gähnen

Tipps und Fallen
- weiteratmen

→ dehnen　　→| drücken　　|→ stemmen

2. Übung

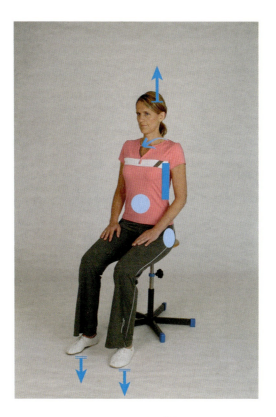

Ausgangsstellung
- Sitz auf dem Stuhl im vorderen Drittel
- Füße stehen hüftbreit parallel am Boden
- Hände liegen auf den Oberschenkeln

Wiederholungszahl
- 3 ×

Ausführung
- Füße in den Boden stemmen
- Gesäßmuskeln spannen
- Bauch einziehen
- Schultern etwas zurücknehmen
- Rücken strecken
- nun: Kopf lang nach oben herausdehnen
- Kinn etwas zur Brust ziehen
- einen Augenblick diese Position halten
- Spannung lösen

Tipps und Fallen
- weiteratmen

 Bewegungsrichtung spannen ▬ strecken

3. Übung

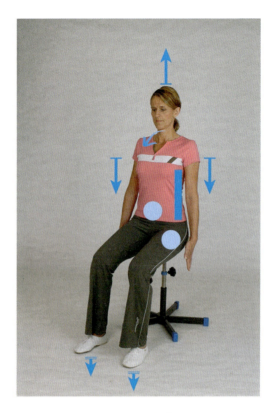

Ausgangsstellung
- Sitz auf dem Stuhl im vorderen Drittel
- Füße stehen hüftbreit parallel am Boden
- Arme hängen neben dem Körper

Wiederholungszahl
- 3 ×

Ausführung
- Füße in den Boden stemmen
- Gesäßmuskeln spannen
- Bauch einziehen
- Schultern etwas zurücknehmen
- Rücken strecken
- nun: Kopf lang nach oben herausdehnen
- Kinn etwas zur Brust ziehen
- Fingerspitzen in Richtung Boden dehnen
- einen Augenblick diese Position halten
- Spannung langsam lösen

Tipps und Fallen
- weiteratmen

⟶ dehnen   drücken   stemmen

4. Übung

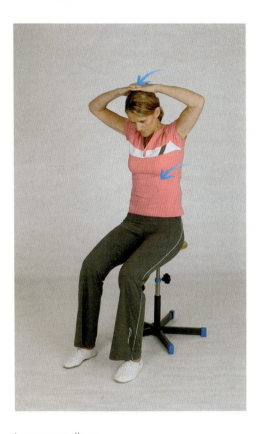
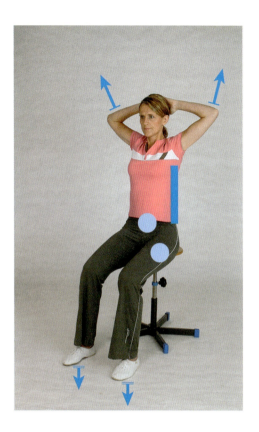

Ausgangsstellung
- Sitz auf dem Stuhl im vorderen Drittel
- Füße stehen hüftbreit parallel am Boden
- Arme hängen neben dem Körper

Wiederholungszahl
- 3 ×

Ausführung
- Hände auf den Kopf legen
- Kopf und Brustkorb etwas nach vorn beugen
- Bauch anschauen
- langsam wieder aufrichten
- nun: Füße in den Boden stemmen
- Gesäßmuskeln spannen
- Bauch einziehen
- Rücken strecken
- Ellbogen etwas nach hinten ziehen
- einen Augenblick diese Position halten
- Spannung lösen

Tipps und Fallen
- nicht zu weit vorbeugen
- weiteratmen

 Bewegungsrichtung   spannen   strecken

5. Übung

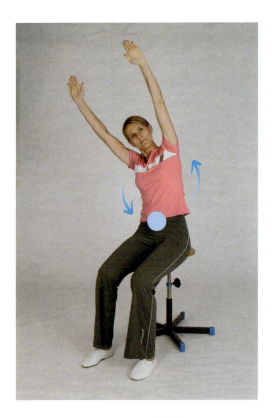

Ausgangsstellung
- Sitz auf dem Stuhl im vorderen Drittel
- Füße stehen hüftbreit parallel am Boden
- Arme hängen neben dem Körper

Wiederholungszahl
- 3 ×

Ausführung
- Arme über den Kopf nach oben strecken
- Rücken strecken
- Bauch einziehen
- nun: den Rumpf kreisen
- 3 × nach rechts
- 3 × nach links
- zur Mitte zurück
- Arme senken
- Spannung lösen

Tipps und Fallen
- Arme lang gestreckt halten
- beim Kreisen sitzen bleiben
- weiteratmen

 dehnen   drücken   stemmen

6. Übung

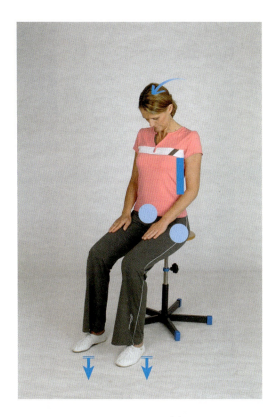

Ausgangsstellung
- Sitz auf dem Stuhl im vorderen Drittel
- Füße stehen hüftbreit parallel am Boden
- Hände liegen auf den Oberschenkeln

Wiederholungszahl
- 3 ×

Ausführung
- Füße in den Boden stemmen
- Gesäßmuskeln spannen
- Bauch einziehen
- Schultern etwas zurücknehmen
- Rücken strecken
- nun: den Kopf langsam nach vorn senken
- einen Augenblick diese Position halten
- den Kopf langsam wieder aufrichten
- Spannung lösen

Tipps und Fallen
- den Kopf hängen lassen
- weiteratmen

 Bewegungsrichtung   spannen   ▬▬ strecken

42 Übungstag 5

7. Übung

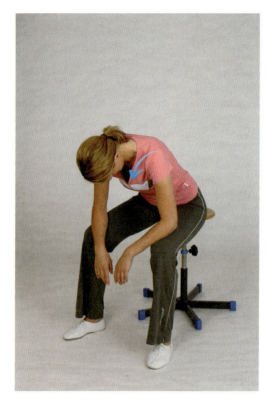

Ausgangsstellung
- Sitz auf dem Stuhl
- Füße stehen etwas über Hüftbreite am Boden
- Arme hängen neben dem Körper

Wiederholungszahl
- 1 ×

Ausführung
- Oberkörper nach vorn beugen
- Unterarme auf die Oberschenkel legen
- Hände baumeln lassen
- Kopf senken, Augen schließen
- nun: entspannen Sie für einen kurzen Augenblick
- beobachten Sie Ihre Atmung (den eigenen Rhythmus Ihrer Atmung)
- schicken Sie Ihre Gedanken in die Zauberwelt der Märchen und vergessen Sie einen Augenblick die Außenwelt
- langsam aufrichten
- rekeln, gähnen und dehnen

Tipps und Fallen
- nicht das Rekeln und Dehnen vergessen

 dehnen   drücken   stemmen

KAPITEL 6
Übungstag 6

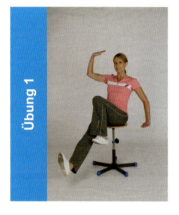
Übung 1

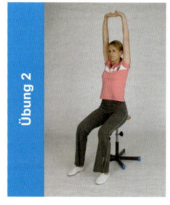
Übung 2

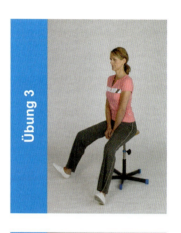
Übung 3

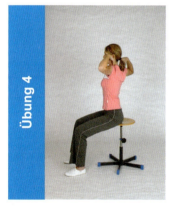
Übung 4

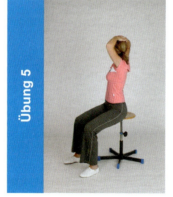
Übung 5

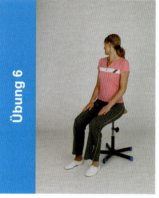
Übung 6

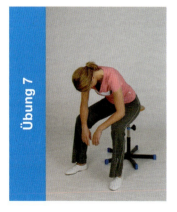
Übung 7

44   Übungstag 6

1. Übung

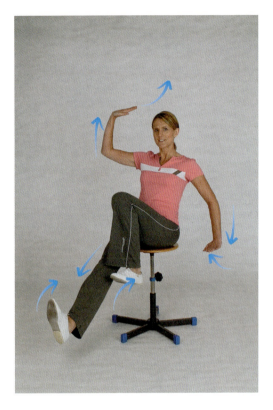

Ausgangsstellung
- Sitz auf dem Stuhl
- Arme hängen neben dem Körper

Wiederholungszahl
- einige × üben

Ausführung
- Arme und Beine entgegengesetzt bewegen:
- linkes Bein beugen, Fußspitze hochziehen
- rechten Arm nach oben strecken
- Handfläche ist zur Decke gerichtet
- rechtes Bein vorstrecken, Fußspitze hochziehen
- linken Arm nach unten strecken
- Handfläche ist zum Boden gerichtet
- Arme und Beine wechseln, dabei rekeln, dehnen, stöhnen und gähnen

Tipps und Fallen
- weiteratmen

 dehnen   drücken   stemmen

2. Übung

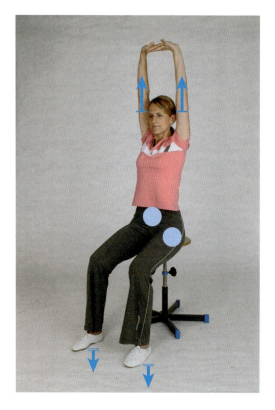

Ausgangsstellung
- Sitz auf dem Stuhl im vorderen Drittel
- Füße stehen hüftbreit parallel am Boden
- Arme hängen neben dem Körper

Wiederholungszahl
- 3 ×

Ausführung
- Dehnübung
- Füße in den Boden stemmen
- Gesäßmuskeln spannen
- Bauch einziehen
- Hände falten
- Arme über den Kopf nach oben strecken
- Handflächen zeigen zur Decke
- nun: Arme lang herausdehnen
- einen Augenblick diese Position halten
- Hände lösen
- Arme über die Seite zurückführen
- Spannung lösen

Tipps und Fallen
- vorsichtig dehnen
- weiteratmen

 Bewegungsrichtung   spannen   strecken

46 Übungstag 6

3. Übung

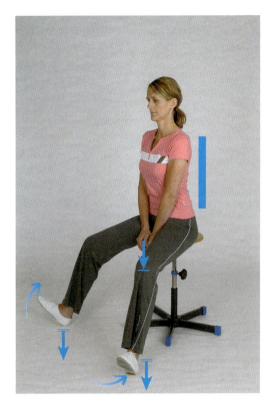

Ausgangsstellung
- Sitz auf dem Stuhl in der Mitte
- Füße stehen etwas über Hüftbreite parallel am Boden
- Hände liegen zwischen den Beinen auf dem Stuhlsitz

Wiederholungszahl
- 3 ×

Ausführung
- Fußspitzen hochziehen
- Fersen in den Boden stemmen
- nun: Hände auf den Stuhlsitz drücken
- Schultern nach hinten ziehen
- Kopf senken
- Hände anschauen
- einen Augenblick diese Position halten
- Spannung lösen

Tipps und Fallen
- den Rücken gerade halten
- weiteratmen

 dehnen   drücken   stemmen

4. Übung

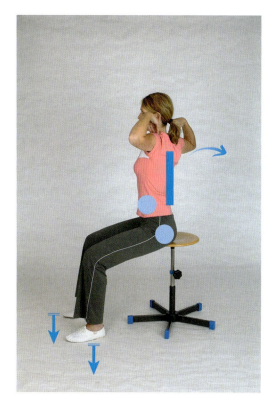

Ausgangsstellung
- Sitz auf dem Stuhl im vorderen Drittel
- Füße stehen hüftbreit parallel am Boden
- Arme hängen neben dem Körper

Wiederholungszahl
- 2 × zu jeder Seite üben

Ausführung
- Füße in den Boden stemmen
- Gesäßmuskeln spannen
- Bauch einziehen
- Rücken strecken
- Hände an die Schultern nehmen
- Arme in Schulterhöhe anheben
- nun: rechten Ellbogen nach hinten zurückführen
- Blick bleibt nach vorn gerichtet
- einen Augenblick diese Position halten
- Ellbogen zurückführen
- Spannung lösen

Tipps und Fallen
- gerade sitzen bleiben
- nur den Ellbogen bewegen
- weiteratmen

 Bewegungsrichtung   spannen   strecken

Übungstag 6

5. Übung

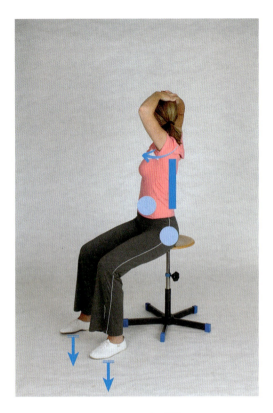

Ausgangsstellung
- Sitz auf dem Stuhl im vorderen Drittel
- Füße stehen hüftbreit parallel am Boden
- Arme hängen neben dem Körper

Wiederholungszahl
- 2 × zu jeder Seite üben

Ausführung
- Füße in den Boden stemmen
- Gesäßmuskeln spannen
- Bauch einziehen
- Rücken strecken
- Hände auf den Kopf legen
- nun: Oberkörper nach rechts drehen
- rechtem Ellbogen nachschauen
- einen Augenblick diese Position halten
- Oberkörper zurückdrehen
- Spannung lösen

Tipps und Fallen
- gerade sitzen bleiben
- weiteratmen

 dehnen drücken stemmen

6. Übung

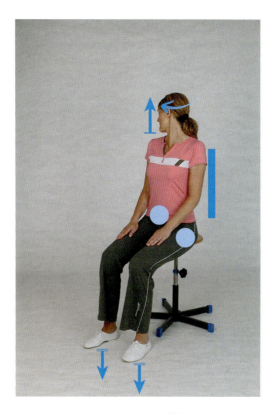

Ausgangsstellung
- Sitz auf dem Stuhl im vorderen Drittel
- Füße stehen hüftbreit parallel am Boden
- Händen liegen auf den Oberschenkeln

Wiederholungszahl
- 2 × zu jeder Seite üben

Ausführung
- Füße in den Boden stemmen
- Gesäßmuskeln spannen
- Bauch einziehen
- Schultern etwas zurücknehmen
- Rücken strecken
- Kopf lang nach oben herausdehnen
- Kinn etwas zur Brust ziehen
- nun: den Kopf langsam nach rechts drehen
- einen Augenblick diese Position halten
- Kopf zurückdrehen
- Spannung lösen

Tipps und Fallen
- gerade sitzen bleiben
- weiteratmen

  Bewegungsrichtung   spannen   ▬▬▬ strecken

7. Übung

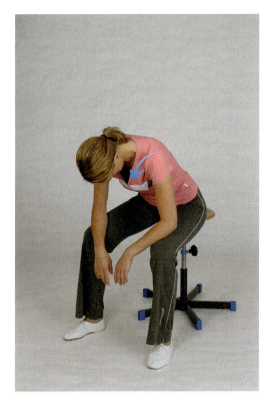

Ausgangsstellung
- Sitz auf dem Stuhl
- Füße stehen etwas über Hüftbreite am Boden
- Arme hängen neben dem Körper

Wiederholungszahl
- 1 × üben

Ausführung
- Oberkörper nach vorn beugen
- Unterarme auf die Oberschenkel legen
- Hände baumeln lassen
- Kopf senken, Augen schließen
- nun: entspannen Sie für einen kurzen Augenblick
- beobachten Sie Ihre Atmung (den eigenen Rhythmus Ihrer Atmung)
- schicken Sie Ihre Gedanken in die Zauberwelt der Märchen und vergessen Sie einen Augenblick die Außenwelt
- langsam aufrichten
- rekeln, gähnen und dehnen

Tipps und Fallen
- nicht das Rekeln und Dehnen vergessen

 dehnen   drücken   stemmen

KAPITEL 7
Übungstag 7

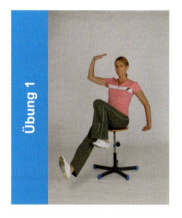
Übung 1

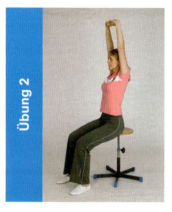
Übung 2

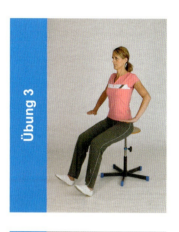
Übung 3

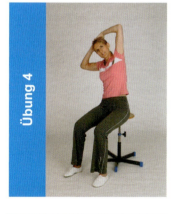
Übung 4

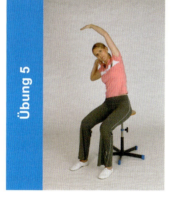
Übung 5

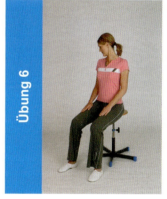
Übung 6

Übung 7

1. Übung

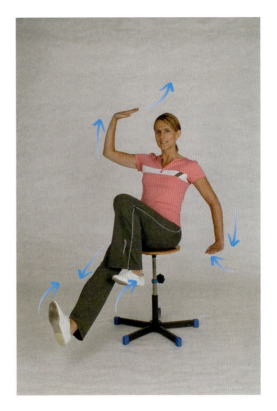

Ausgangsstellung
- Sitz auf dem Stuhl
- Arme hängen neben dem Körper

Wiederholungszahl
- einige × üben

Ausführung
- Arme und Beine entgegengesetzt bewegen:
- linkes Bein beugen, Fußspitze hochziehen
- rechten Arm nach oben strecken
- Handfläche ist zur Decke gerichtet
- rechtes Bein vorstrecken, Fußspitze hochziehen
- linken Arm nach unten strecken
- Handfläche ist zum Boden gerichtet
- Arme und Beine wechseln, dabei rekeln, dehnen, stöhnen und gähnen

Tipps und Fallen
- weiteratmen

2. Übung

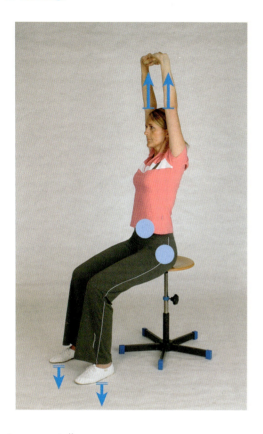
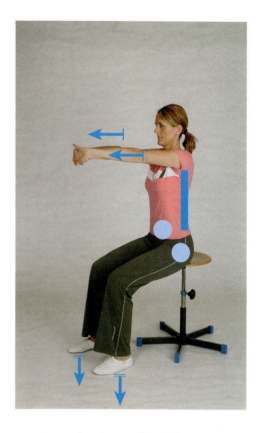

Ausgangsstellung
- Sitz auf dem Stuhl im vorderen Drittel
- Füße stehen hüftbreit parallel am Boden
- Arme hängen neben dem Körper

Wiederholungszahl
- 3 ×

Ausführung
- Dehnübung
- Füße in den Boden stemmen
- Gesäßmuskeln spannen
- Bauch einziehen
- Hände falten

- nun: Arme über den Kopf nach oben dehnen
- Finger zeigen zur Decke
- einen Augenblick die Position halten
- nun: beide Arme in Schulterhöhe nach vorn dehnen
- Finger zeigen zum Körper
- einen Augenblick die Position halten
- Arme zurücknehmen
- Spannung lösen

Tipps und Fallen
- gerade sitzen bleiben
- weiteratmen

 Bewegungsrichtung   spannen   strecken

3. Übung

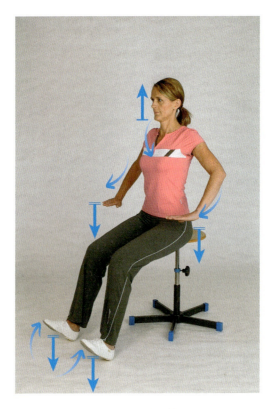

Ausgangsstellung
- Sitz auf dem Stuhl im vorderen Drittel
- Füße stehen etwas über Hüftbreite parallel am Boden
- Arme hängen neben dem Körper

Wiederholungszahl
- 3 ×

Ausführung
- Fußspitzen hochziehen
- Fersen in den Boden stemmen
- Hände in Richtung Unterarme ziehen
- Ellbogen leicht beugen
- Gesäßmuskeln spannen
- Bauch einziehen
- Rücken strecken
- Kopf lang nach oben herausdehnen
- Kinn etwas zur Brust ziehen
- nun: Hände seitlich zum Boden stemmen
- einen Augenblick die Position halten
- Spannung lösen

Tipps und Fallen
- Arme bleiben beim Stemmen gebeugt
- weiteratmen

 dehnen   drücken   stemmen

4. Übung

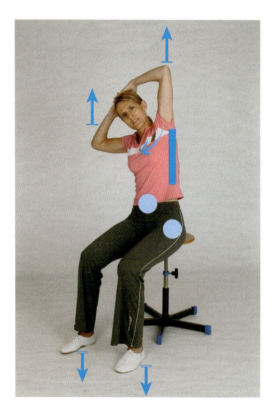

Ausgangsstellung
- Sitz auf dem Stuhl im vorderen Drittel
- Füße stehen hüftbreit parallel am Boden
- Arme hängen neben dem Körper

Wiederholungszahl
- 2 × zu jeder Seite üben

Ausführung
- Füße in den Boden stemmen
- Gesäßmuskeln spannen
- Bauch einziehen
- Rücken strecken
- Hände auf den Kopf legen
- nun: Oberkörper nach rechts neigen
- linken Ellbogen nach oben herausschieben
- einen Augenblick diese Position halten
- Oberkörper aufrichten
- Spannung lösen

Tipps und Fallen
- nicht den Oberkörper zur Seite federn
- weiteratmen

 Bewegungsrichtung   spannen   strecken

5. Übung

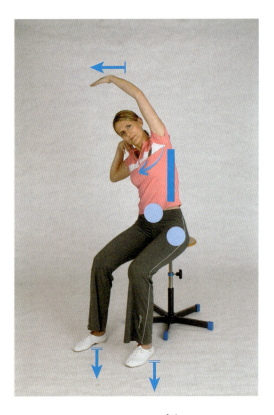

Ausgangsstellung
- Sitz auf dem Stuhl im vorderen Drittel
- Füße stehen hüftbreit parallel am Boden
- Arme hängen neben dem Körper

Wiederholungszahl
- 2 × zu jeder Seite üben

Ausführung
- Füße in den Boden stemmen
- Gesäßmuskeln spannen
- Bauch einziehen
- Rücken strecken
- Hände an die Schultern nehmen
- nun: Oberkörper nach rechts neigen
- den linken Arm über den Kopf zur rechten Seite dehnen
- einen Augenblick diese Position halten
- Arme zurücknehmen
- Oberkörper aufrichten
- Spannung lösen

Tipps und Fallen
- nicht den Oberkörper zur Seite federn
- weiteratmen

 dehnen   drücken   stemmen

6. Übung

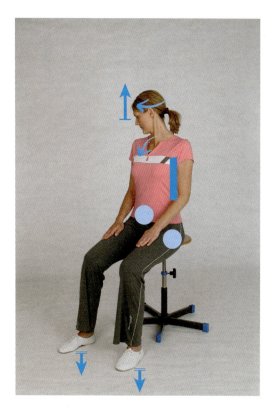

Ausgangsstellung
- Sitz auf dem Stuhl im vorderen Drittel
- Füßen stehen hüftbreit parallel am Boden
- Hände liegen auf den Oberschenkeln

Wiederholungszahl
- 2 × zu jeder Seite üben

Ausführung
- Füße in den Boden stemmen
- Gesäßmuskeln spannen
- Bauch einziehen
- Schultern etwas zurücknehmen
- Rücken strecken
- Kopf lang nach oben herausdehnen
- Kinn etwas zur Brust ziehen
- nun: den Kopf langsam nach rechts drehen
- das Kinn einige Male zur Schulter senken
- Kopf zurückdrehen
- Spannung lösen

Tipps und Fallen
- gerade sitzen bleiben
- weiteratmen

 Bewegungsrichtung spannen strecken

7. Übung

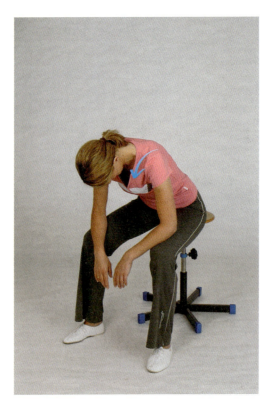

Ausgangsstellung
- Sitz auf dem Stuhl
- Füße stehen etwas über Hüftbreite am Boden
- Arme hängen neben dem Körper

Wiederholungszahl
- 1 × üben

Ausführung
- Oberkörper nach vorn beugen
- Unterarme auf die Oberschenkel legen
- Hände baumeln lassen
- Kopf senken, Augen schließen
- nun: entspannen Sie für einen kurzen Augenblick
- beobachten Sie Ihre Atmung (den eigenen Rhythmus Ihrer Atmung)
- schicken Sie Ihre Gedanken in die Zauberwelt der Märchen und vergessen Sie einen Augenblick die Außenwelt
- langsam aufrichten
- rekeln, gähnen und dehnen

Tipps und Fallen
- nicht das Rekeln und Dehnen vergessen

 dehnen   drücken   stemmen

KAPITEL 8
Übungstag 8

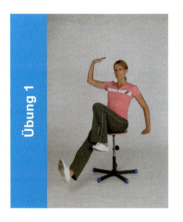 Übung 1

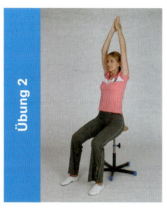 Übung 2

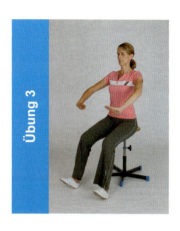 Übung 3

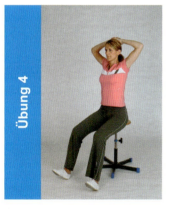 Übung 4

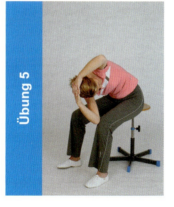 Übung 5

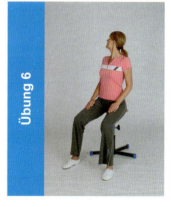 Übung 6

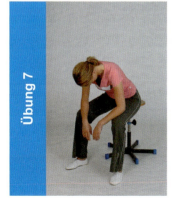 Übung 7

1. Übung

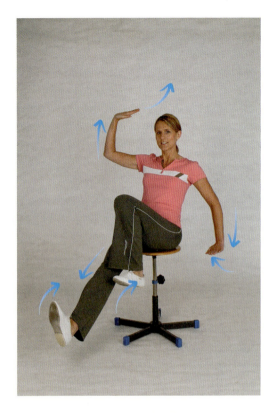

Ausgangsstellung
- Sitz auf dem Stuhl
- Arme hängen neben dem Körper

Wiederholungszahl
- einige × üben

Ausführung
- Arme und Beine entgegengesetzt bewegen:
- linkes Bein beugen, Fußspitze hochziehen
- rechten Arm nach oben strecken
- Handfläche ist zur Decke gerichtet
- rechtes Bein vorstrecken, Fußspitze hochziehen
- linken Arm nach unten strecken
- Handfläche ist zum Boden gerichtet
- Arme und Beine wechseln, dabei rekeln, dehnen, stöhnen und gähnen

Tipps und Fallen
- weiteratmen

→ dehnen   →| drücken |→ stemmen

2. Übung

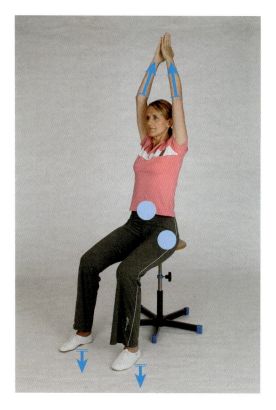

Ausgangsstellung
- Sitz auf dem Stuhl im vorderen Drittel
- Füße stehen hüftbreit parallel am Boden
- Arme hängen neben dem Körper

Wiederholungszahl
- 3 ×

Ausführung
- Dehnübung
- Füße in den Boden stemmen
- Gesäßmuskeln spannen
- Bauch einziehen
- Hände aneinanderlegen, hinter den Kopf nehmen
- nun: beide Arme nach oben strecken
- einen Augenblick diese Position halten
- Arme zurücknehmen
- Spannung lösen

Tipps und Fallen
- langsam dehnen
- Handflächen bleiben zusammen
- weiteratmen

 Bewegungsrichtung   spannen   strecken

3. Übung

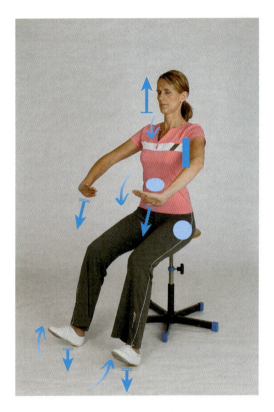

Ausgangsstellung
- Sitz auf dem Stuhl im vorderen Drittel
- Füße stehen etwas über Hüftbreite parallel am Boden
- Arme hängen neben dem Körper

Wiederholungszahl
- 3 ×

Ausführung
- Fußspitzen hochziehen
- Fersen in den Boden stemmen
- Hände in Richtung Unterarme ziehen
- Ellbogen leicht beugen
- Gesäßmuskeln spannen
- Bauch einziehen
- Rücken strecken
- Kopf lang nach oben herausdehnen
- Kinn etwas zur Brust ziehen
- nun: Hände über die Knie zu den Füßen stemmen
- einen Augenblick die Position halten
- Spannung lösen

Tipps und Fallen
- Arme bleiben beim Stemmen gebeugt
- weiteratmen

 dehnen   drücken   stemmen

4. Übung

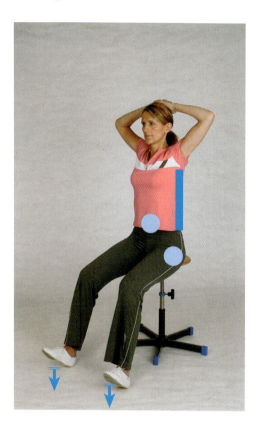
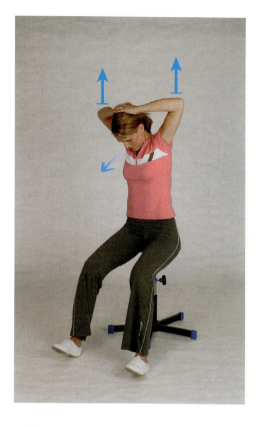

Ausgangsstellung
- Sitz auf dem Stuhl im vorderen Drittel
- Füße stehen hüftbreit parallel am Boden
- Arme hängen neben dem Körper

Wiederholungszahl
- 2 × zu jeder Seite üben

Ausführung
- Fersen in den Boden stemmen
- Gesäßmuskeln spannen
- Bauch einziehen
- Rücken strecken
- Hände auf den Kopf legen
- nun: den Oberkörper nach vorn in Richtung rechtes Knie beugen (Bauch- und Gesäßmuskelspannung lässt nach)
- beide Ellbogen nach hinten oben dehnen
- langsam aufrichten
- Bauch- und Gesäßmuskeln wieder spannen
- Arme über die Seite senken
- Spannung lösen

Tipps und Fallen
- weiteratmen

 Bewegungsrichtung   spannen   strecken

5. Übung

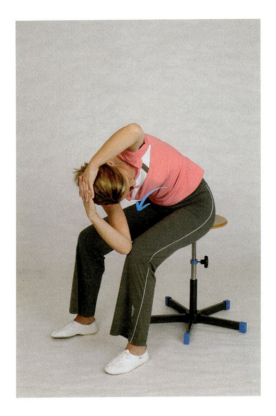

Ausgangsstellung
- Sitz auf dem Stuhl im vorderen Drittel
- Füße stehen hüftbreit parallel am Boden
- Arme hängen neben dem Körper

Wiederholungszahl
- 2 × zu jeder Seite üben

Ausführung
- Füße in den Boden stemmen
- Gesäßmuskeln spannen
- Bauch einziehen
- Rücken strecken
- Hände auf den Kopf legen
- nun: rechten Ellbogen in Richtung linkes Knie beugen (Bauch- und Gesäßmuskelspannung lässt nach)
- langsam aufrichten
- Bauch- und Gesäßmuskeln wieder spannen
- Arme über die Seite senken
- Spannung lösen

Tipps und Fallen
- langsam beugen
- nicht federn
- weiteratmen

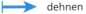 dehnen   drücken   stemmen

6. Übung

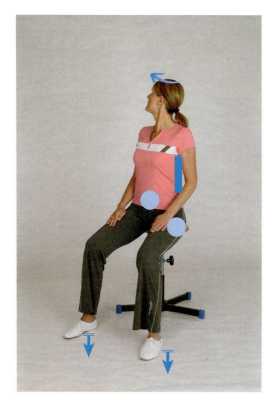

Ausgangsstellung
- Sitz auf dem Stuhl im vorderen Drittel
- Füße stehen hüftbreit parallel am Boden
- Hände liegen auf den Oberschenkeln

Wiederholungszahl
- 2 × zu jeder Seite üben

Ausführung
- Füße in den Boden stemmen
- Gesäßmuskeln spannen
- Bauch einziehen
- Schultern etwas zurücknehmen
- Rücken strecken
- Kopf lang nach oben herausdehnen
- Kinn etwas zur Brust ziehen
- nun: den Kopf langsam nach rechts oben drehen
- einen Augenblick diese Position halten
- Kopf zurückdrehen
- Spannung lösen

Tipps und Fallen
- gerade sitzen bleiben
- weiteratmen

 Bewegungsrichtung   spannen   ▬ strecken

7. Übung

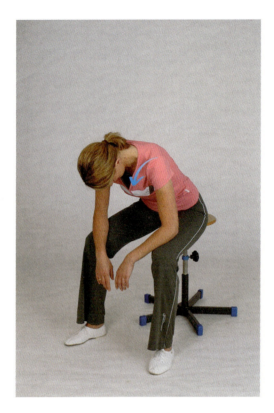

Ausgangsstellung
- Sitz auf dem Stuhl
- Füße stehen etwas über Hüftbreite am Boden
- Arme hängen neben dem Körper

Wiederholungszahl
- 1 × üben

Ausführung
- Oberkörper nach vorn beugen
- Unterarme auf die Oberschenkel legen
- Hände baumeln lassen
- Kopf senken, Augen schließen
- nun: entspannen Sie für einen kurzen Augenblick
- beobachten Sie Ihre Atmung (den eigenen Rhythmus Ihrer Atmung)
- schicken Sie Ihre Gedanken in die Zauberwelt der Märchen und vergessen Sie einen Augenblick die Außenwelt
- langsam aufrichten
- rekeln, gähnen und dehnen

Tipps und Fallen
- nicht das Rekeln und Dehnen vergessen

 dehnen   drücken   stemmen

KAPITEL 9
Übungstag 9

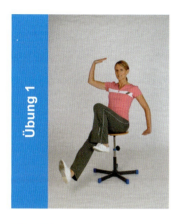
Übung 1

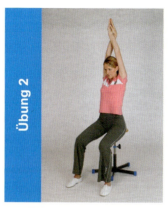
Übung 2

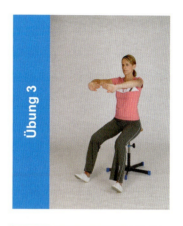
Übung 3

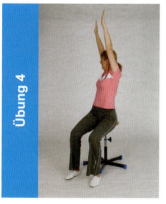
Übung 4

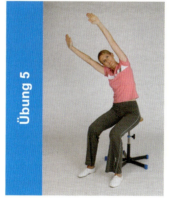
Übung 5

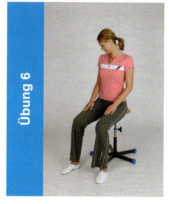
Übung 6

Übung 7

1. Übung

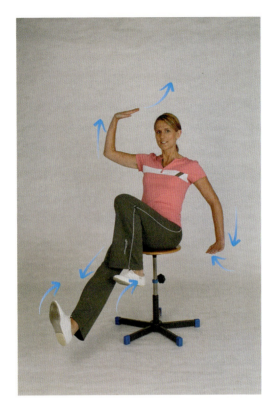

Ausgangsstellung
- Sitz auf dem Stuhl
- Arme hängen neben dem Körper

Wiederholungszahl
- einige × üben

Ausführung
- Arme und Beine entgegengesetzt bewegen:
- linkes Bein beugen, Fußspitze hochziehen
- rechten Arm nach oben strecken
- Handfläche ist zur Decke gerichtet
- rechtes Bein vorstrecken, Fußspitze hochziehen
- linken Arm nach unten strecken
- Handfläche ist zum Boden gerichtet
- Arme und Beine wechseln, dabei rekeln, dehnen, stöhnen und gähnen

Tipps und Fallen
- weiteratmen

 dehnen drücken stemmen

2. Übung

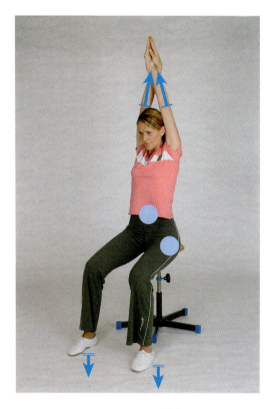

Ausgangsstellung
- Sitz auf dem Stuhl im vorderen Drittel
- Füße stehen hüftbreit parallel am Boden
- Arme hängen neben dem Körper

Wiederholungszahl
- 3 ×

Ausführung
- Dehnübung
- Füße in den Boden stemmen
- Gesäßmuskeln spannen
- Bauch einziehen
- Hände kreuzen, Handflächen aneinanderlegen
- Arme über den Kopf heben
- nun: Arme langsam nach oben herausdehnen
- einen Augenblick diese Position halten
- Arme über die Seite senken
- Spannung lösen

Tipps und Fallen
- langsam dehnen
- weiteratmen

 Bewegungsrichtung spannen strecken

Übungstag 9

3. Übung

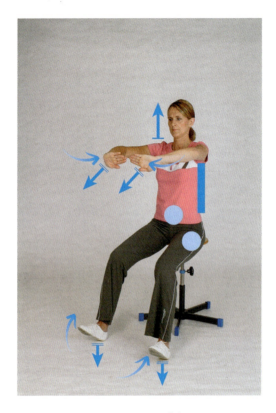

Ausgangsstellung
- Sitz auf dem Stuhl im vorderen Drittel
- Füße stehen etwas über Hüftbreite parallel am Boden
- Arme hängen neben dem Körper

Wiederholungszahl
- 3 ×

Ausführung
- Fußspitzen hochziehen
- Fersen in den Boden stemmen
- Hände in Richtung Unterarme ziehen
- Ellbogen leicht beugen
- Gesäßmuskeln spannen
- Bauch einziehen
- Rücken strecken
- Kopf lang nach oben herausdehnen
- Kinn etwas zur Brust ziehen
- nun: Hände in Brusthöhe nach vorn stemmen
- einen Augenblick die Position halten
- Spannung lösen

Tipps und Fallen
- Arme bleiben beim Stemmen gebeugt
- weiteratmen

 dehnen drücken stemmen

4. Übung

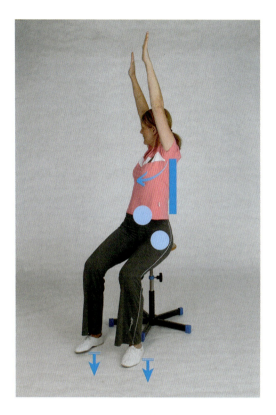

Ausgangsstellung
- Sitz auf dem Stuhl im vorderen Drittel
- Füße stehen hüftbreit parallel am Boden
- Arme hängen neben dem Körper

Wiederholungszahl
- 2 × zu jeder Seite üben

Ausführung
- Füße in den Boden stemmen
- Gesäßmuskeln spannen
- Bauch einziehen
- Rücken strecken
- Arme über den Kopf nach oben strecken
- nun: den Oberkörper langsam nach rechts drehen, Kopf dreht mit
- einen Augenblick diese Position halten
- Oberkörper zurückdrehen
- Arme über die Seite senken
- Spannung lösen

Tipps und Fallen
- nicht federn
- weiteratmen

 Bewegungsrichtung   spannen   strecken

5. Übung

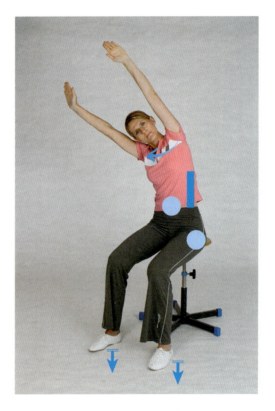

Ausgangsstellung
- Sitz auf dem Stuhl im vorderen Drittel
- Füße stehen hüftbreit parallel am Boden
- Arme hängen neben dem Körper

Wiederholungszahl
- 2 × zu jeder Seite üben

Ausführung
- Füße in den Boden stemmen
- Gesäßmuskeln spannen
- Bauch einziehen
- Rücken strecken
- Arme über den Kopf nach oben strecken
- nun: den Oberkörper langsam nach rechts neigen
- einen Augenblick diese Position halten
- Oberkörper aufrichten
- Arme über die Seite senken
- Spannung lösen

Tipps und Fallen
- nicht zur Seite federn
- weiteratmen

 dehnen   drücken   stemmen

6. Übung

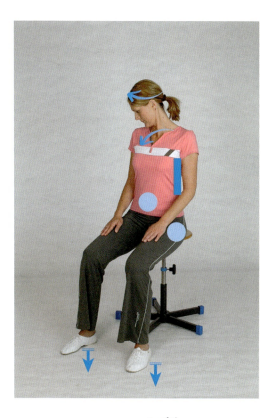

Ausgangsstellung
- Sitz auf dem Stuhl im vorderen Drittel
- Füße stehen hüftbreit parallel am Boden
- Hände liegen auf den Oberschenkeln

Wiederholungszahl
- 2 × zu jeder Seite üben

Ausführung
- Füße in den Boden stemmen
- Gesäßmuskeln anspannen
- Bauch einziehen
- Schultern etwas zurücknehmen
- Rücken strecken
- Kopf lang nach oben herausdehnen
- Kinn etwas zur Brust ziehen
- nun: den Kopf langsam nach rechts drehen und in Richtung Schlüsselbein senken
- einen Augenblick diese Position halten
- Kopf anheben und zurückdrehen
- Spannung lösen

Tipps und Fallen
- gerade sitzen bleiben
- weiteratmen

 Bewegungsrichtung   spannen   strecken

7. Übung

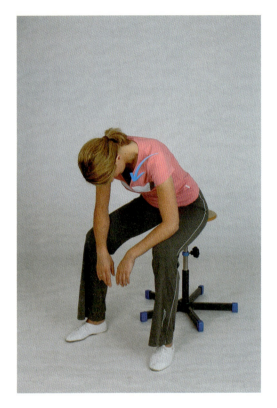

Ausgangsstellung
- Sitz auf dem Stuhl
- Füße stehen etwas über Hüftbreite am Boden
- Arme hängen neben dem Körper

Wiederholungszahl
- 1 × üben

Ausführung
- Oberkörper nach vorn beugen
- Unterarme auf die Oberschenkel legen
- Hände baumeln lassen
- Kopf senken, Augen schließen
- nun: entspannen Sie für einen kurzen Augenblick
- beobachten Sie Ihre Atmung (den eigenen Rhythmus Ihrer Atmung)
- schicken Sie Ihre Gedanken in die Zauberwelt der Märchen und vergessen Sie einen Augenblick die Außenwelt
- langsam aufrichten
- rekeln, gähnen und dehnen

Tipps und Fallen
- nicht das Rekeln und Dehnen vergessen

 dehnen drücken stemmen

KAPITEL
10 Übungstag 10

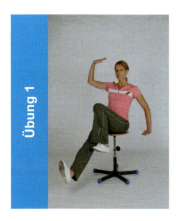
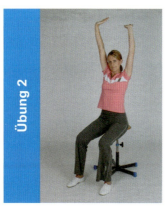
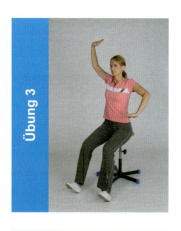
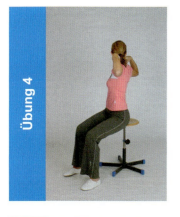
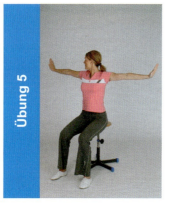
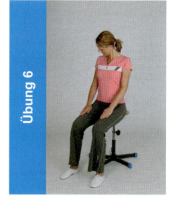
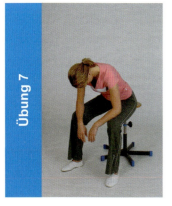

Übungstag 10

1. Übung

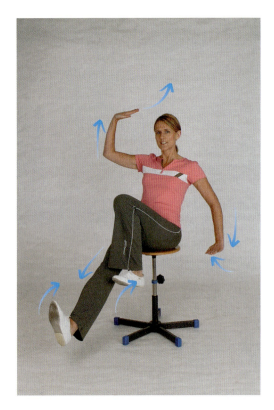

Ausgangsstellung
- Sitz auf dem Stuhl
- Arme hängen neben dem Körper

Wiederholungszahl
- einige × üben

Ausführung
- Arme und Beine entgegengesetzt bewegen:
- linkes Bein beugen, Fußspitze hochziehen
- rechten Arm nach oben strecken
- Handfläche ist zur Decke gerichtet
- rechtes Bein vorstrecken, Fußspitze hochziehen
- linken Arm nach unten strecken
- Handfläche ist zum Boden gerichtet
- Arme und Beine wechseln, dabei rekeln, dehnen, stöhnen und gähnen

Tipps und Fallen
- weiteratmen

dehnen　　drücken　　stemmen

2. Übung

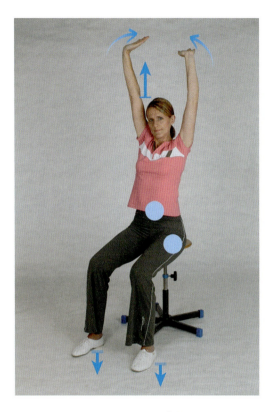

Ausgangsstellung
- Sitz auf dem Stuhl im vorderen Drittel
- Füße stehen hüftbreit parallel am Boden
- Arme hängen neben dem Körper

Wiederholungszahl
- 2 × mit jedem Arm üben

Ausführung
- Dehnübung
- Füße in den Boden stemmen
- Gesäßmuskeln spannen
- Bauch einziehen
- Arme über den Kopf nach oben strecken
- Handflächen zeigen zur Decke
- nun: rechten Arm langsam nach oben herausdehnen
- einen Augenblick diese Position halten
- Arme zurücknehmen
- beide Arme über die Seite senken
- Spannung lösen

Tipps und Fallen
- die Arme bleiben beim Dehnen gestreckt
- weiteratmen

 Bewegungsrichtung   spannen   ▬▬▬ strecken

3. Übung

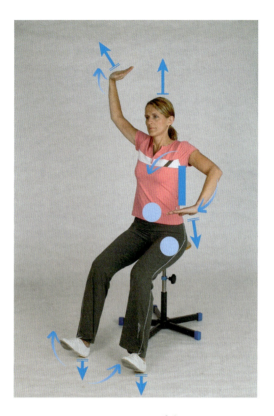

Ausgangsstellung
- Sitz auf dem Stuhl im vorderen Drittel
- Füße stehen etwas über Hüftbreite parallel am Boden
- Arme hängen neben dem Körper

Wiederholungszahl
- 2 × jede Seite üben

Ausführung
- Fußspitzen hochziehen
- Fersen in den Boden stemmen
- Hände in Richtung Unterarme ziehen
- Ellbogen leicht beugen
- Gesäßmuskeln spannen
- Bauch einziehen
- Rücken strecken
- Kopf lang nach oben herausdehnen
- Kinn etwas zur Brust ziehen
- nun: rechte Hand nach oben stemmen
- linke Hand nach unten stemmen
- einen Augenblick die Position halten
- Spannung lösen

Tipps und Fallen
- Arme bleiben beim Stemmen gebeugt
- weiteratmen

 dehnen   drücken   stemmen

4. Übung

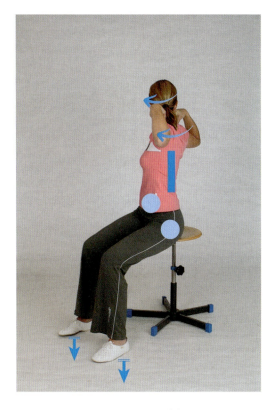

Ausgangsstellung
- Sitz auf dem Stuhl im vorderen Drittel
- Füße stehen hüftbreit parallel am Boden
- Arme hängen neben dem Körper

Wiederholungszahl
- 2 × zu jeder Seite üben

Ausführung
- Füße in den Boden stemmen
- Gesäßmuskeln spannen
- Bauch einziehen
- Rücken strecken
- Hände an die Schultern nehmen
- nun: rechten Ellbogen nach rechts hinten führen
- Oberkörper und Kopf drehen mit, dem Ellbogen nachschauen
- einen Augenblick diese Position halten
- Oberkörper und Kopf zurückdrehen
- Arme senken
- Spannung lösen

Tipps und Fallen
- nicht federn
- Ellbogen bleiben in Schulterhöhe
- weiteratmen

 Bewegungsrichtung   spannen   strecken

5. Übung

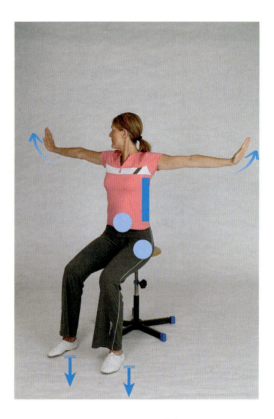

Ausgangsstellung
- Sitz auf dem Stuhl im vorderen Drittel
- Füße stehen hüftbreit parallel am Boden
- Arme hängen neben dem Körper

Wiederholungszahl
- ein paar × zu jeder Seite

Ausführung
- Füße in den Boden stemmen
- Gesäßmuskeln spannen
- Bauch einziehen
- Rücken strecken
- Arme in Schulterhöhe zur Seite strecken
- Hände in Richtung Unterarme ziehen
- nun: den Kopf langsam nach rechts drehen
- auf die rechte Hand schauen
- den Kopf langsam nach links drehen
- auf die linke Hand schauen
- Arme senken
- Spannung lösen

Tipps und Fallen
- den Kopf langsam drehen
- weiteratmen

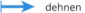 dehnen   drücken    stemmen

6. Übung

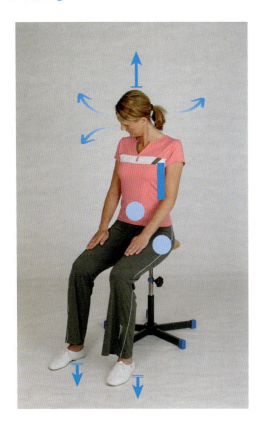 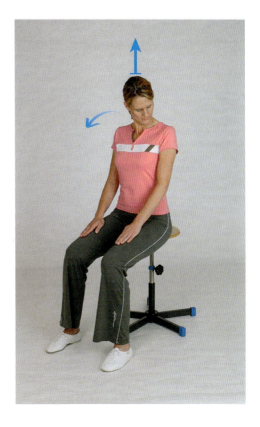

Ausgangsstellung
- Sitz auf dem Stuhl im vorderen Drittel
- Füße stehen hüftbreit parallel am Boden
- Hände liegen auf den Oberschenkeln

Wiederholungszahl
- ein paar × zu jeder Seite üben

Ausführung
- Füße in den Boden stemmen
- Gesäßmuskeln spannen
- Bauch einziehen
- Schultern etwas zurücknehmen
- Rücken strecken

- Kopf lang nach oben herausdehnen
- Kinn etwas zur Brust ziehen
- nun: den Kopf nach vorne sinken lassen
- den Kopf erst zur rechten Seite, dann langsam zur linken Seite drehen
- die Augen folgen der Bewegung des Kopfes
- den Kopf zur Mittelstellung drehen und aufrichten
- Spannung lösen

Tipps und Fallen
- den Kopf locker nach vorn hängen lassen
- weiteratmen

 Bewegungsrichtung   spannen   strecken

7. Übung

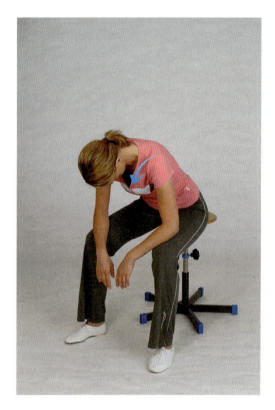

Ausgangsstellung
- Sitz auf dem Stuhl
- Füße stehen etwas über Hüftbreite am Boden
- Arme hängen nehmen dem Körper

Wiederholungszahl
- 1 × üben

Ausführung
- Oberkörper nach vorn beugen
- Unterarme auf die Oberschenkel legen
- Hände baumeln lassen
- Kopf senken, Augen schließen
- nun: entspannen Sie für einen kurzen Augenblick
- beobachten Sie Ihre Atmung (den eigenen Rhythmus Ihrer Atmung)
- schicken Sie Ihre Gedanken in die Zauberwelt der Märchen und vergessen Sie einen Augenblick die Außenwelt
- langsam aufrichten
- rekeln, gähnen und dehnen

Tipps und Fallen
- nicht das Rekeln und Dehnen vergessen

 dehnen　　 drücken　　 stemmen

KAPITEL
11 Übungstag 11

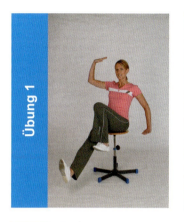
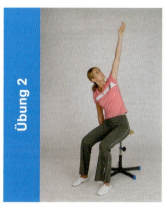
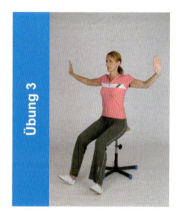
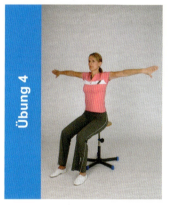
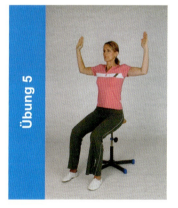
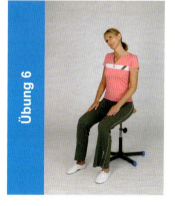
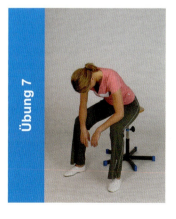

Übungstag 11

1. Übung

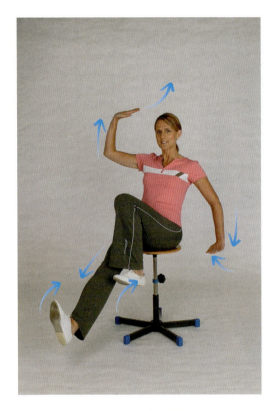

Ausgangsstellung
- Sitz auf dem Stuhl
- Arme hängen neben dem Körper

Wiederholungszahl
- einige × üben

Ausführung
- Arme und Beine entgegengesetzt bewegen:
- linkes Bein beugen, Fußspitze hochziehen
- rechten Arm nach oben strecken
- Handfläche ist zur Decke gerichtet
- rechtes Bein vorstrecken, Fußspitze hochziehen
- linken Arm nach unten strecken
- Handfläche ist zum Boden gerichtet
- Arme und Beine wechseln, dabei rekeln, dehnen, stöhnen und gähnen

Tipps und Fallen
- weiteratmen

 dehnen   drücken   stemmen

2. Übung

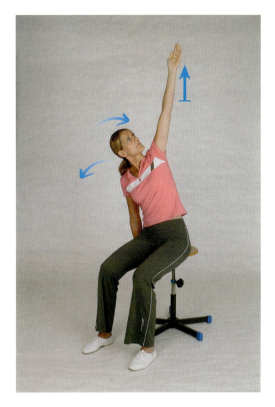

Ausgangsstellung
- Sitz auf dem Stuhl im vorderen Drittel
- Füße stehen hüftbreit parallel am Boden
- Arme hängen neben dem Körper

Wiederholungszahl
- 2 × jeden Arm üben

Ausführung
- Dehnübung
- gerade aufrecht sitzen
- nun: den Oberkörper nach rechts neigen
- rechten Arm locker hängen lassen
- linken Arm über den Kopf nach oben strecken
- Arm langsam herausdehnen
- zur linken Hand schauen
- einen Augenblick diese Position halten
- Arm über die Seite senken
- Oberkörper aufrichten
- Spannung lösen

Tipps und Fallen
- langsam dehnen
- weiteratmen

 Bewegungsrichtung   spannen strecken

3. Übung

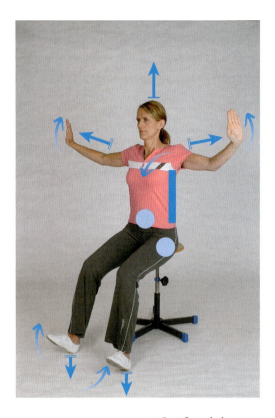

Ausgangsstellung
- Sitz auf dem Stuhl im vorderen Drittel
- Füße stehen etwas über Hüftbreite parallel am Boden
- Arme hängen neben dem Körper

Wiederholungszahl
- 3 ×

Ausführung
- Fußspitzen hochziehen
- Fersen in den Boden stemmen
- Hände in Richtung Unterarme ziehen
- Ellbogen leicht beugen
- Gesäßmuskeln spannen
- Bauch einziehen
- Rücken strecken
- Kopf lang nach oben herausdehnen
- Kinn etwas zur Brust ziehen
- nun: Arme in Schulterhöhe anheben
- Hände zur Seite stemmen
- einen Augenblick die Position halten
- Arme senken
- Spannung lösen

Tipps und Fallen
- Arme bleiben beim Stemmen gebeugt
- weiteratmen

 dehnen   drücken   stemmen

4. Übung

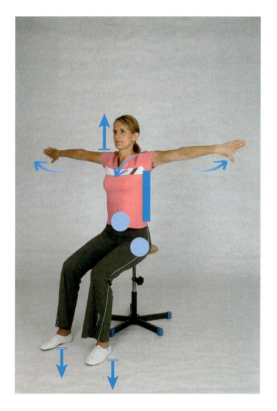

Ausgangsstellung
- Sitz auf dem Stuhl im vorderen Drittel
- Füße stehen hüftbreit parallel am Boden
- Arme hängen neben dem Körper

Wiederholungszahl
- einige ×

Ausführung
- Füße in den Boden stemmen
- Gesäßmuskeln spannen
- Bauch einziehen
- Rücken strecken
- Kopf lang nach oben herausdehnen
- Kinn etwas zur Brust ziehen
- nun: Arme in Schulterhöhe zur Seite anheben
- Arme im Schultergelenk drehen
- einmal zeigt der Daumen zum Boden, dann zur Decke
- Arme senken
- Spannung lösen

Tipps und Fallen
- gerade sitzen bleiben
- weiteratmen

 Bewegungsrichtung spannen ▬ strecken

5. Übung

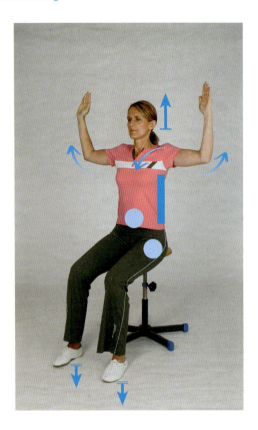
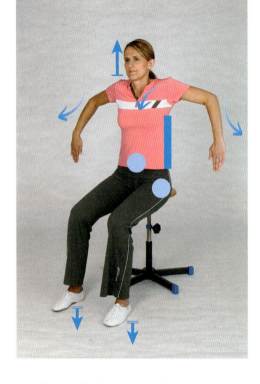

Ausgangsstellung
- Sitz auf dem Stuhl im vorderen Drittel
- Füße stehen hüftbreit parallel am Boden
- Arme hängen neben dem Körper

Wiederholungszahl
- einige ×

Ausführung
- Füße in den Boden stemmen
- Gesäßmuskeln spannen
- Bauch einziehen
- Rücken strecken

- Kopf lang nach oben herausdehnen
- Kinn etwas zur Brust ziehen
- Arme in Schulterhöhe zur Seite anheben
- Ellbogen beugen
- nun: beide Arme drehen
- einmal zeigen die Hände nach oben, dann nach unten
- Arme senken
- Spannung lösen

Tipps und Fallen
- beide Oberarme bleiben in Schulterhöhe
- weiteratmen

 dehnen   drücken   stemmen

6. Übung

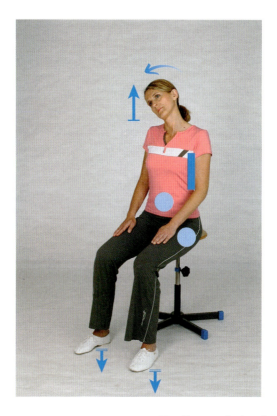

Ausgangsstellung
- Sitz auf dem Stuhl im vorderen Drittel
- Füße stehen hüftbreit parallel am Boden
- Hände liegen auf den Oberschenkeln

Wiederholungszahl
- 2 × zu jeder Seite üben

Ausführung
- Füße in den Boden stemmen
- Gesäßmuskeln spannen
- Bauch einziehen
- Schultern etwas zurücknehmen
- Rücken strecken

- Kopf lang nach oben herausdehnen
- Kinn etwas zur Brust ziehen
- nun: Kopf zur rechten Seite neigen
- rechtes Ohr zur rechten Schulter sinken lassen
- bitte vorn einen Orientierungspunkt anschauen
- einen Augenblick die Position halten
- Kopf in Mittelstellung nehmen
- Spannung lösen

Tipps und Fallen
- den Kopf nicht drehen
- nach vorn schauen
- weiteratmen

 Bewegungsrichtung   spannen   strecken

7. Übung

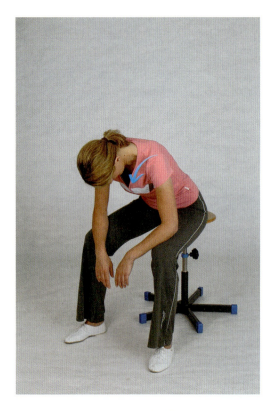

Ausgangsstellung
- Sitz auf dem Stuhl
- Füße stehen etwas über Hüftbreite am Boden
- Arme hängen neben dem Körper

Wiederholungszahl
- 1 × üben

Ausführung
- Oberkörper nach vorn beugen
- Unterarme auf die Oberschenkel legen
- Hände baumeln lassen
- Kopf senken, Augen schließen
- nun: entspannen Sie für einen kurzen Augenblick
- beobachten Sie Ihre Atmung (den eigenen Rhythmus Ihrer Atmung)
- schicken Sie Ihre Gedanken in die Zauberwelt der Märchen und vergessen Sie einen Augenblick die Außenwelt
- langsam aufrichten
- rekeln, gähnen und dehnen

Tipps und Fallen
- nicht das Rekeln und Dehnen vergessen

 dehnen   drücken   stemmen

KAPITEL 12 Übungstag 12

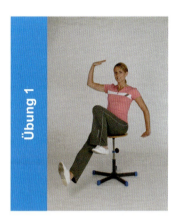 Übung 1
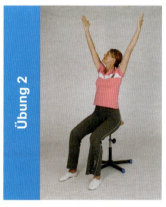 Übung 2
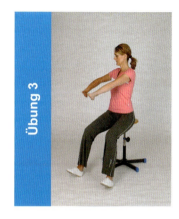 Übung 3
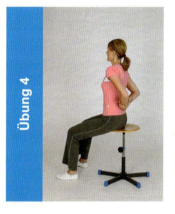 Übung 4
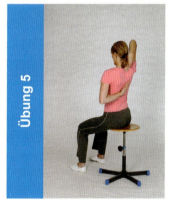 Übung 5
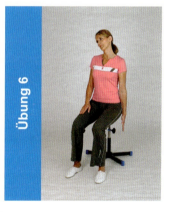 Übung 6
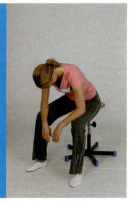 Übung 7

1. Übung

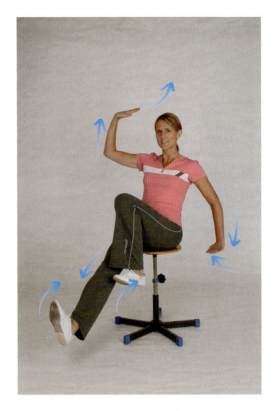

Ausgangsstellung
- Sitz auf dem Stuhl
- Arme hängen neben dem Körper

Wiederholungszahl
- einige × üben

Ausführung
- Arme und Beine entgegengesetzt bewegen:
- linkes Bein beugen, Fußspitze hochziehen
- rechten Arm nach oben strecken
- Handfläche ist zur Decke gerichtet
- rechtes Bein vorstrecken, Fußspitze hochziehen
- linken Arm nach unten strecken
- Handfläche ist zum Boden gerichtet
- Arme und Beine wechseln, dabei rekeln, dehnen, stöhnen und gähnen

Tipps und Fallen
- weiteratmen

➡ dehnen   ➡ drücken   ➡ stemmen

2. Übung

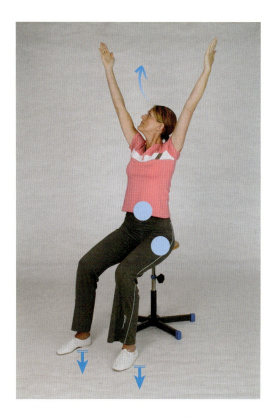

Ausgangsstellung
- Sitz auf dem Stuhl im vorderen Drittel
- Füße stehen hüftbreit parallel am Boden
- Arme hängen neben dem Körper

Wiederholungszahl
- 2 × zu jeder Seite üben

Ausführung
- Füße in den Boden stemmen
- Gesäßmuskeln spannen
- Bauch einziehen
- Arme über den Kopf nach oben strecken
- Handflächen zueinander drehen
- nun: zur rechten Hand hinaufschauen
- Kopf zurückdrehen
- zur linken Hand hinaufschauen
- Kopf zurückdrehen
- Arme über die Seite senken
- Spannung lösen

Tipps und Fallen
- Kopf nach jeder Drehung zur Mittelstellung zurückdrehen
- weiteratmen

 Bewegungsrichtung   spannen   strecken

3. Übung

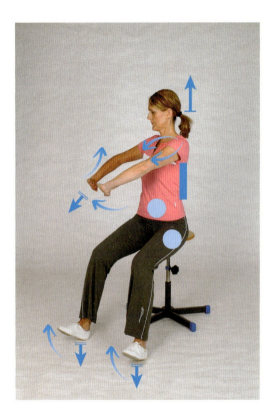

Ausgangsstellung
- Sitz auf dem Stuhl im vorderen Drittel
- Füße stehen etwas über Hüftbreite parallel am Boden
- Arme hängen neben dem Körper

Wiederholungszahl
- 2 × zu jeder Seite üben

Ausführung
- Fußspitzen hochziehen
- Fersen in den Boden stemmen
- Hände in Richtung Unterarme ziehen
- Ellbogen leicht beugen
- Gesäßmuskeln spannen
- Bauch einziehen
- Rücken strecken
- Kopf lang nach oben herausdehnen
- Kinn etwas zur Brust ziehen
- nun: den Oberkörper etwas nach rechts drehen
- Arme nach rechts nehmen
- Hände zum Boden stemmen
- einen Augenblick die Position halten
- Oberkörper zurückdrehen
- Arme senken
- Spannung lösen

Tipps und Fallen
- Arme bleiben beim Stemmen gebeugt
- weiteratmen

→ dehnen →| drücken |→ stemmen

4. Übung

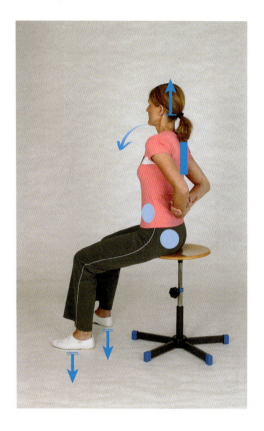 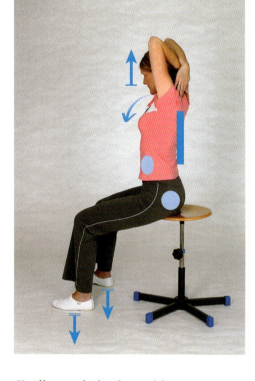

Ausgangsstellung
- Sitz auf dem Stuhl im vorderen Drittel
- Füße stehen hüftbreit parallel am Boden
- Arme hängen neben dem Körper

Wiederholungszahl
- einige ×

Ausführung
- Füße in den Boden stemmen
- Gesäßmuskeln spannen
- Bauch einziehen
- Rücken strecken

- Kopf lang nach oben herausdehnen
- Kinn etwas zur Brust ziehen
- nun: beide Arme hinter den Rücken nehmen, Unterarme fassen
- beide Arme hinter dem Kopf kreuzen
- Hände auf die Schultern legen
- beide Bewegungen im Wechsel üben
- Arme senken
- Spannung lösen

Tipps und Fallen
- immer gerade sitzen bleiben
- weiteratmen

 Bewegungsrichtung ● spannen ▬ strecken

5. Übung

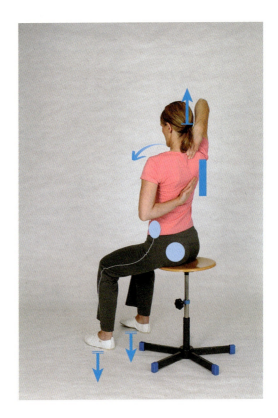

Ausgangsstellung
- Sitz auf dem Stuhl im vorderen Drittel
- Füße stehen hüftbreit parallel am Boden
- Arme hängen neben dem Körper

Wiederholungszahl
- einige ×

Ausführung
- Füße in den Boden stemmen
- Gesäßmuskeln spannen
- Bauch einziehen
- Rücken strecken

- Kopf lang nach oben herausdehnen
- Kinn etwas zur Brust ziehen
- nun: versuchen, beide Hände hinter dem Rücken zu berühren oder zu fassen
- die Bewegung im Wechsel üben
- Arme senken
- Spannung lösen

Tipps und Fallen
- gerade sitzen bleiben
- nicht immer lassen sich beide Hände hinter dem Rücken zusammmenführen
- weiteratmen

➡ dehnen   ➡ drücken   ➡ stemmen

6. Übung

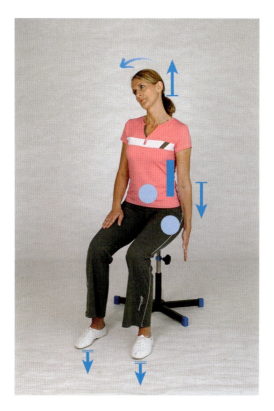

Ausgangsstellung
- Sitz auf dem Stuhl im vorderen Drittel
- Füße stehen hüftbreit parallel am Boden
- Hände liegen auf den Oberschenkeln

Wiederholungszahl
- 2 × jede Seite üben

Ausführung
- Dehnübung
- Füße in den Boden stemmen
- Gesäßmuskeln spannen
- Bauch einziehen
- Schultern etwas zurücknehmen
- Rücken strecken
- Kopf lang nach oben herausdehnen
- Kinn etwas zur Brust ziehen
- nun: Kopf zur rechten Seite neigen
- linken Arm neben dem Körper hängen lassen
- vorsichtig den linken Arm nach unten zum Boden dehnen
- Kopf aufrichten
- Spannung lösen

Tipps und Fallen
- den Kopf nicht drehen
- nach vorn schauen
- weiteratmen

 Bewegungsrichtung   spannen   ▬ strecken

7. Übung

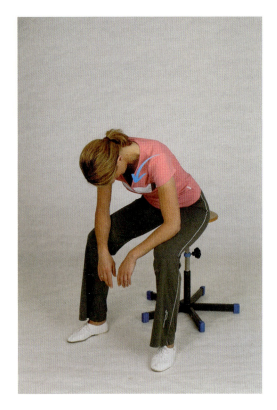

Ausgangsstellung
- Sitz auf dem Stuhl im vorderen Drittel
- Füße stehen etwas über Hüftbreite am Boden
- Arme hängen neben dem Körper

Wiederholungszahl
- 1 × üben

Ausführung
- Oberkörper nach vorn beugen
- Unterarme auf die Oberschenkel legen
- Hände baumeln lassen
- Kopf senken, Augen schließen
- nun: entspannen Sie für einen kurzen Augenblick
- beobachten Sie Ihre Atmung (den eigenen Rhythmus Ihrer Atmung)
- schicken Sie Ihre Gedanken in die Zauberwelt der Märchen und vergessen Sie einen Augenblick die Außenwelt
- langsam aufrichten
- rekeln, gähnen und dehnen

Tipps und Fallen
- nicht das Rekeln und Dehnen vergessen

KAPITEL
13 Übungstag 13

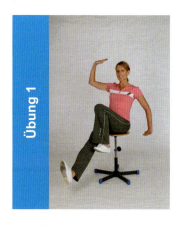
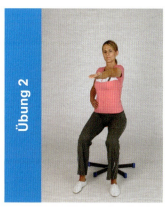
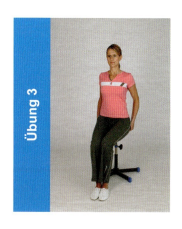
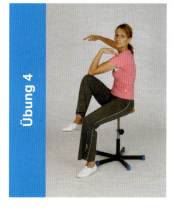
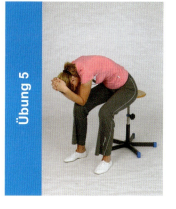
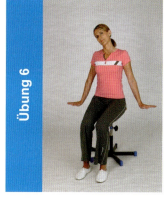
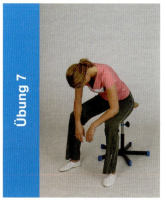

1. Übung

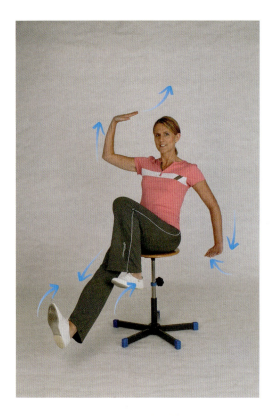

Ausgangsstellung
- Sitz auf dem Stuhl
- Arme hängen neben dem Körper

Wiederholungszahl
- einige × üben

Ausführung
- Arme und Beine entgegengesetzt bewegen:
- linkes Bein beugen, Fußspitze hochziehen
- rechten Arm nach oben strecken
- Handfläche ist zur Decke gerichtet
- rechtes Bein vorstrecken, Fußspitze hochziehen
- linken Arm nach unten strecken
- Handfläche ist zum Boden gerichtet
- Arme und Beine wechseln, dabei rekeln, dehnen, stöhnen und gähnen

Tipps und Fallen
- weiteratmen

⟶ dehnen   ⟶| drücken |⟶ stemmen

2. Übung

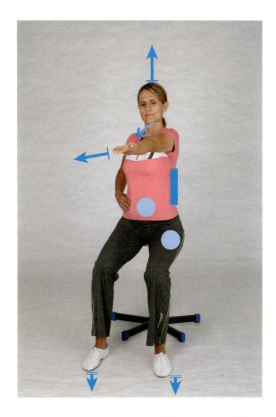

Ausgangsstellung
- Sitz auf dem Stuhl im vorderen Drittel
- Füße stehen hüftbreit parallel am Boden
- Arme hängen neben dem Körper

Wiederholungszahl
- einige ×

Ausführung
- Dehnübung
- Füße in den Boden stemmen
- Gesäßmuskeln spannen
- Bauch einziehen
- Rücken strecken
- Kopf lang nach oben herausdehnen

- Kinn etwas zur Brust ziehen
- rechte Hand ans Becken nehmen
- linken Arm in Schulterhöhe nach vorn strecken
- Handfläche nach oben drehen
- nun: linken Arm nach vorn dehnen
- linke Schulter mit nach vorn dehnen
- rechte Schulter nach hinten dehnen
- beide Arme im Wechsel üben
- Arme senken, Spannung lösen

Tipps und Fallen
- gerade sitzen bleiben
- nur Arm und Schulter dehnen
- weiteratmen

  Bewegungsrichtung   spannen   strecken

3. Übung

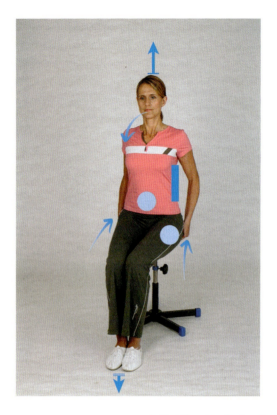

Ausgangsstellung
- Sitz auf dem Stuhl im vorderen Drittel
- Füße stehen nebeneinander am Boden
- Arme hängen neben dem Körper

Wiederholungszahl
- 3 ×

Ausführung
- Füße in den Boden stemmen
- Gesäßmuskeln spannen
- Bauch einziehen
- Rücken strecken

- Kopf lang nach oben herausdehnen
- Kinn etwas zur Brust ziehen
- Hände umfassen vorn die Stuhlkante
- nun: mit gestreckten Armen den Stuhlsitz nach oben ziehen wollen
- einen Augenblick diese Position halten
- Spannung lösen

Tipps und Fallen
- nicht nach hinten lehnen
- gerade sitzen bleiben
- weiteratmen

4. Übung

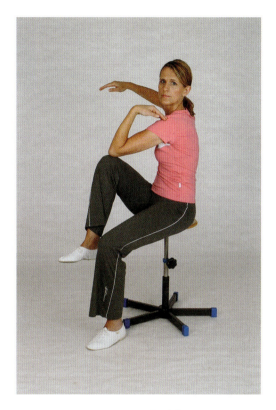

Ausgangsstellung
- Sitz auf dem Stuhl im vorderen Drittel
- Füße stehen hüftbreit parallel am Boden
- Arme hängen neben dem Körper

Wiederholungszahl
- einige ×

Ausführung
- Rücken strecken
- Arme in Schulterhöhe anheben
- Ellbogen beugen
- nun: rechtes Bein zum Bauch anheben
- linker Ellbogen tippt zum rechten Knie
- Bein zurückstellen
- Arm zurücknehmen
- ebenso mit linkem Bein und rechtem Arm üben

Tipps und Fallen
- Kopf und Brustkorb werden mit bewegt
- weiteratmen

 Bewegungsrichtung ● spannen ▬ strecken

5. Übung

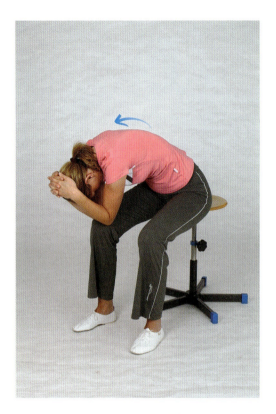

Ausgangsstellung
- Sitz auf dem Stuhl im vorderen Drittel
- Füße stehen hüftbreit parallel am Boden
- Arme hängen neben dem Körper

Wiederholungszahl
- 2 × jede Seite üben

Ausführung
- Füße in den Boden stemmen
- Gesäßmuskeln spannen
- Bauch einziehen
- Rücken strecken
- Hände auf den Kopf legen
- nun: Oberkörper nach vorn in Richtung rechtes Knie beugen
- (Bauch- und Gesäßmuskelspannung lässt nach)
- beide Ellbogen zum rechten Knie führen
- Oberkörper langsam aufrichten
- Bauch- und Gesäßmuskeln wieder spannen
- Arme über die Seite senken
- Spannung lösen

Tipps und Fallen
- weiteratmen

 dehnen   drücken   stemmen

6. Übung

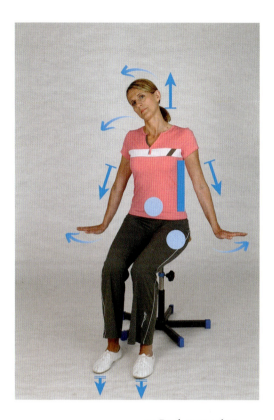

Ausgangsstellung
- Sitz auf dem Stuhl im vorderen Drittel
- Füße stehen hüftbreit parallel am Boden
- Arme hängen neben dem Körper

Wiederholungszahl
- 2 × jede Seite üben

Ausführung
- Dehnübung
- Füße in den Boden stemmen
- Gesäßmuskeln spannen
- Bauch einziehen
- Schultern etwas zurücknehmen

- Rücken strecken
- Kopf lang nach oben herausdehnen
- Kinn etwas zur Brust ziehen
- Hände in Richtung Unterarme ziehen
- nun: den Kopf zur rechten Seite neigen
- beide Arme zum Boden dehnen
- einen Augenblick die Position halten
- Kopf zurücknehmen
- Spannung lösen

Tipps und Fallen
- nicht den Kopf drehen
- nach vorn schauen
- weiteratmen

 Bewegungsrichtung   spannen   strecken

7. Übung

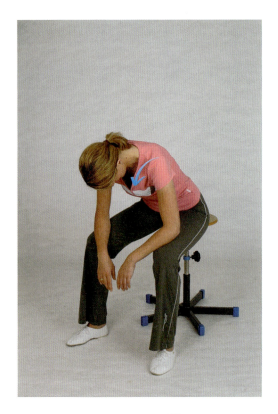

Ausgangsstellung
- Sitz auf dem Stuhl
- Füße stehen etwas über Hüftbreite am Boden
- Arme hängen neben dem Körper

Wiederholungszahl
- 1 × üben

Ausführung
- Oberkörper nach vorn beugen
- Unterarme auf die Oberschenkel legen
- Hände baumeln lassen
- Kopf senken, Augen schließen
- nun: entspannen Sie für einen kurzen Augenblick
- beobachten Sie Ihre Atmung (den eigenen Rhythmus Ihrer Atmung)
- schicken Sie Ihre Gedanken in die Zauberwelt der Märchen und vergessen Sie einen Augenblick die Außenwelt
- langsam aufrichten
- rekeln, gähnen und dehnen

Tipps und Fallen
- nicht das Rekeln und Dehnen vergessen

 dehnen   drücken 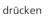 stemmen

KAPITEL 14
Übungstag 14

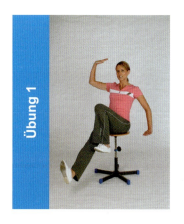
Übung 1

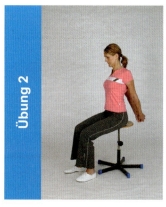
Übung 2

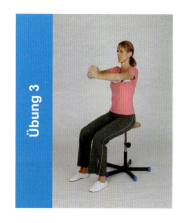
Übung 3

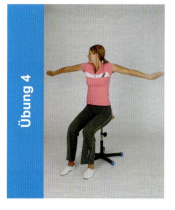
Übung 4

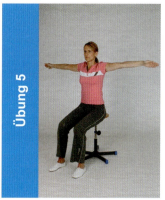
Übung 5

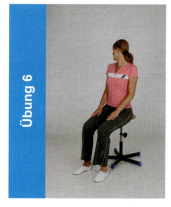
Übung 6

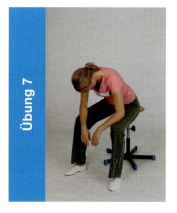
Übung 7

1. Übung

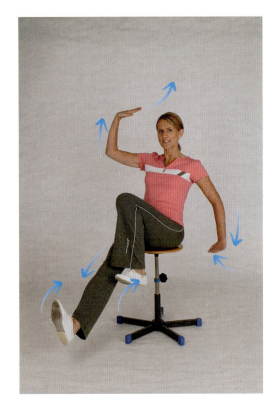

Ausgangsstellung
- Sitz auf dem Stuhl
- Arme hängen neben dem Körper

Wiederholungszahl
- einige × üben

Ausführung
- Arme und Beine entgegengesetzt bewegen
- linkes Bein beugen, Fußspitze hochziehen
- rechten Arm nach oben strecken
- Handfläche ist zur Decke gerichtet
- rechtes Bein vorstrecken, Fußspitze hochziehen
- linken Arm nach unten strecken
- Handfläche ist zum Boden gerichtet
- Arme und Beine wechseln, dabei rekeln, dehnen, stöhnen und gähnen

Tipps und Fallen
- weiteratmen

→ dehnen →| drücken |→ stemmen

2. Übung

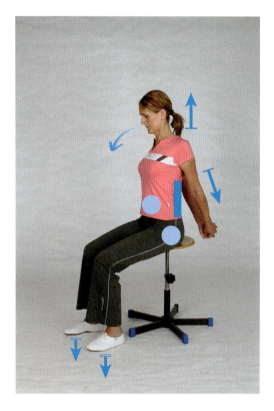

Ausgangsstellung
- Sitz auf dem Stuhl im vorderen Drittel
- Füße stehen hüftbreit parallel am Boden
- Arme hängen neben dem Körper

Wiederholungszahl
- 3 ×

Ausführung
- Dehnübung
- Füße in den Boden stemmen
- Gesäßmuskeln spannen
- Bauch einziehen
- Rücken strecken
- Kopf lang nach oben herausdehnen
- Kinn etwas zur Brust ziehen
- nun: Hände hinter dem Rücken falten
- Arme nach hinten unten ziehen
- Ellbogen nach innen drehen
- einen Augenblick diese Position halten
- Spannung lösen

Tipps und Fallen
- gerade sitzen bleiben
- Bauchspannung halten
- weiteratmen

 Bewegungsrichtung   spannen   strecken

3. Übung

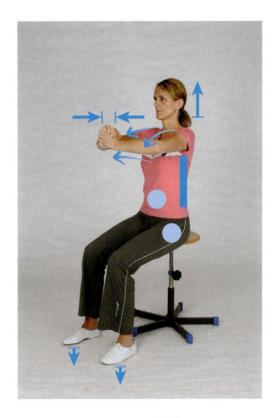

Ausgangsstellung
- Sitz auf dem Stuhl im vorderen Drittel
- Füße stehen hüftbreit parallel am Boden
- Arme hängen neben dem Körper

Wiederholungszahl
- 3×

Ausführung
- Füße in den Boden stemmen
- Gesäßmuskeln spannen
- Bauch einziehen
- Rücken strecken
- Kopf lang nach oben herausdehnen
- Kinn etwas zur Brust ziehen
- beide Hände gegeneinander legen
- Arme in Brusthöhe anheben
- nun: beide Hände gegeneinander drücken
- Arme langsam nach vorn strecken
- einen Augenblick diese Position halten
- Arme senken
- Spannung lösen

Tipps und Fallen
- gerade sitzen bleiben
- weiteratmen

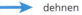 dehnen   drücken    stemmen

4. Übung

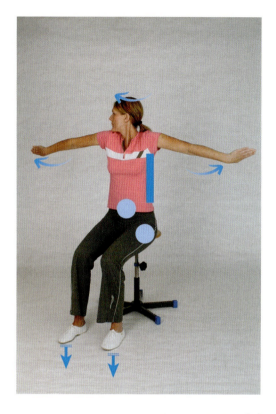

Ausgangsstellung
- Sitz auf dem Stuhl im vorderen Drittel
- Füße stehen hüftbreit parallel am Boden
- Arme hängen neben dem Körper

Wiederholungszahl
- 2 × jede Seite üben

Ausführung
- Füße in den Boden stemmen
- Gesäßmuskeln spannen
- Bauch einziehen
- Rücken strecken
- Kopf lang nach oben herausdehnen
- Kinn etwas zur Brust ziehen
- Arme zur Seite anheben
- nun: beide Arme nach innen drehen
- Handflächen zeigen nach oben
- nun: Kopf nach rechts drehen
- in die Handfläche hineinschauen
- einen Augenblick diese Position halten
- Kopf zur Mitte zurückdrehen
- Arme zurückdrehen und senken
- Spannung lösen
- ebenso zur linken Seite üben

Tipps und Fallen
- gerade sitzen bleiben
- Kopf langsam drehen
- weiteratmen

 Bewegungsrichtung   spannen   strecken

5. Übung

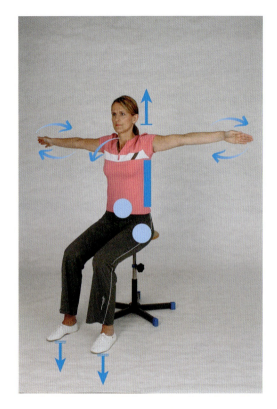

Ausgangsstellung
- Sitz auf dem Stuhl im vorderen Drittel
- Füße stehen hüftbreit parallel am Boden
- Arme hängen neben dem Körper

Wiederholungszahl
- einige × nach vorn kreisen
- einige × nach hinten kreisen

Ausführung
- Füße in den Boden stemmen
- Gesäßmuskeln spannen
- Bauch einziehen
- Rücken strecken
- Kopf lang nach oben herausdehnen
- Kinn etwas zur Brust ziehen
- Arme in Schulterhöhe zur Seite anheben
- nun: beide Arme nach vorn kreisen und nach hinten kreisen
- Arme senken
- Spannung lösen

Tipps und Fallen
- gerade sitzen bleiben
- weiteratmen

 dehnen   drücken   stemmen

6. Übung

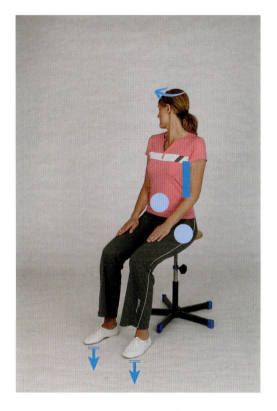

Ausgangsstellung
- Sitz auf dem Stuhl im vorderen Drittel
- Füße stehen hüftbreit parallel am Boden
- Hände liegen auf den Oberschenkeln

Wiederholungszahl
- 2 × zu jeder Seite üben

Ausführung
- Füße in den Boden stemmen
- Gesäßmuskeln spannen
- Bauch einziehen
- Rücken strecken
- Kopf lang nach oben herausdehnen
- Kinn etwas zur Brust ziehen
- nun: Kopf nach rechts drehen
- über die Schulter nach hinten zum Boden schauen
- einen Augenblick diese Position halten
- Kopf zurückdrehen
- Spannung lösen

Tipps und Fallen
- Kopf langsam drehen
- gerade sitzen bleiben
- weiteratmen

 Bewegungsrichtung   spannen   strecken

7. Übung

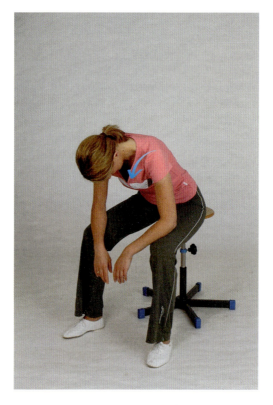

Ausgangsstellung
- Sitz auf dem Stuhl
- Füße stehen etwas über Hüftbreite am Boden
- Arme hängen neben dem Körper

Wiederholungszahl
- 1 × üben

Ausführung
- Oberkörper nach vorn beugen
- Unterarme auf die Oberschenkel legen
- Hände baumeln lassen
- Kopf senken, Augen schließen
- nun: entspannen Sie für einen kurzen Augenblick
- beobachten Sie Ihre Atmung (den eigenen Rhythmus Ihrer Atmung)
- schicken Sie Ihre Gedanken in die Zauberwelt der Märchen und vergessen Sie einen Augenblick die Außenwelt
- langsam aufrichten
- rekeln, gähnen und dehnen

Tipps und Fallen
- nicht das Rekeln und Dehnen vergessen

 dehnen   drücken   stemmen

KAPITEL
15 Übungstag 15

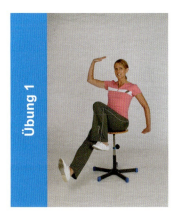 Übung 1

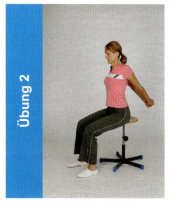 Übung 2

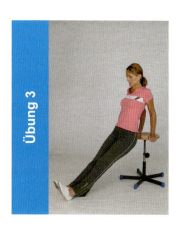 Übung 3

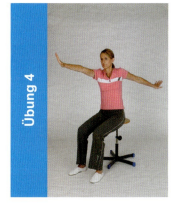 Übung 4

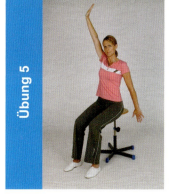 Übung 5

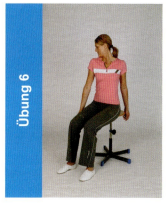 Übung 6

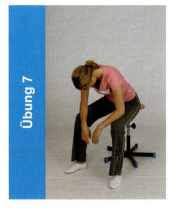 Übung 7

1. Übung

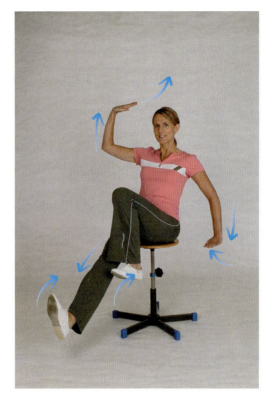

Ausgangsstellung
- Sitz auf dem Stuhl
- Arme hängen neben dem Körper

Wiederholungszahl
- einige × üben

Ausführung
- Arme und Beine entgegengesetzt bewegen:
- linkes Bein beugen, Fußspitze hochziehen
- rechten Arm nach oben strecken
- Handfläche ist zur Decke gerichtet
- rechtes Bein vorstrecken, Fußspitze hochziehen
- linken Arm nach unten strecken
- Handfläche ist zum Boden gerichtet
- Arme und Beine wechseln, dabei rekeln, dehnen, stöhnen und gähnen

Tipps und Fallen
- weiteratmen

dehnen   drücken   stemmen

2. Übung

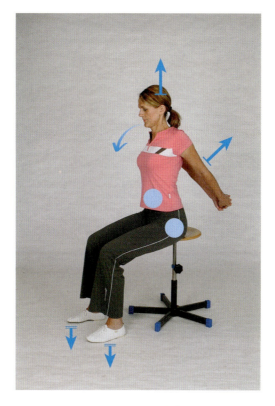

Ausgangsstellung
- Sitz auf dem Stuhl im vorderen Drittel
- Füße stehen hüftbreit parallel am Boden
- Arme hängen neben dem Körper

Wiederholungszahl
- 3 ×

Ausführung
- Dehnübung
- Füße in den Boden stemmen
- Gesäßmuskeln spannen
- Bauch einziehen
- Kopf lang nach oben herausdehnen
- Kinn etwas zur Brust ziehen
- nun: Hände hinter dem Rücken falten
- Armen nach hinten oben ziehen
- einen Augenblick diese Position halten
- Arme senken
- Spannung lösen

Tipps und Fallen
- Bauchspannung halten
- weiteratmen

 Bewegungsrichtung   spannen   strecken

3. Übung

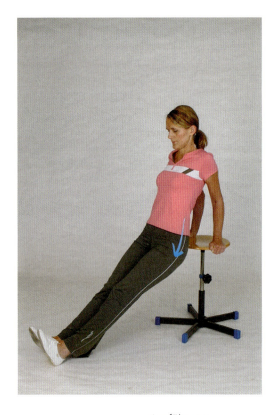

Ausgangsstellung
- Sitz auf dem Stuhl im vorderen Drittel
- Hände vorn an die Stuhlkante legen
- Beine vorstrecken
- Fersen am Boden

Wiederholungszahl
- 2 bis 3 ×

Ausführung
- auf beide Hände stützen
- Gesäß anheben
- nun: Gesäß langsam etwas an der Stuhlkante senken
- aus den Armen wieder hochdrücken
- hinsetzen
- Spannung lösen

Tipps und Fallen
- nicht üben bei Schmerzen in den Schultergelenken
- weiteratmen

 dehnen   drücken   stemmen

4. Übung

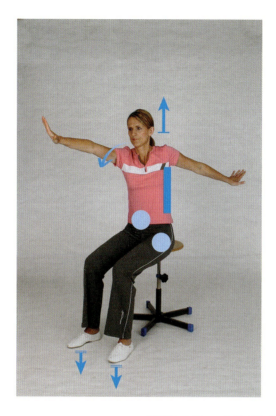

Ausgangsstellung
- Sitz auf dem Stuhl im vorderen Drittel
- Füße stehen hüftbreit parallel am Boden
- Arme hängen neben dem Körper

Wiederholungszahl
- einige × üben

Ausführung
- Füße in den Boden stemmen
- Gesäßmuskeln spannen
- Bauch einziehen
- Rücken strecken
- Kopf lang nach oben herausdehnen
- Kinn etwas zur Brust ziehen
- nun: Hände zur Faust schließen
- Fäuste an die Schultern nehmen
- rechten Arm nach vorn strecken
- Hand öffnen
- linken Arm nach hinten strecken
- Hand öffnen
- beide Fäuste an die Schultern zurücknehmen
- im Wechsel üben

Tipps und Fallen
- Arme schnell bewegen, aber nicht schleudern
- weiteratmen

 Bewegungsrichtung   spannen   strecken

5. Übung

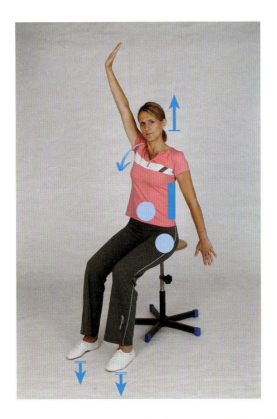

Ausgangsstellung
- Sitz auf dem Stuhl im vorderen Drittel
- Füße stehen hüftbreit parallel am Boden
- Arme hängen neben dem Körper

Wiederholungszahl
- einige × üben

Ausführung
- Füße in den Boden stemmen
- Gesäßmuskeln spannen
- Bauch einziehen
- Rücken strecken
- Kopf lang nach oben herausdehnen
- Kinn etwas zur Brust ziehen
- nun: Hände zur Faust schließen
- Fäuste an die Schultern nehmen
- rechten Arm nach oben strecken
- Hand öffnen
- linken Arm nach hinten strecken
- Hand öffnen
- beide Fäuste an die Schultern zurücknehmen
- im Wechsel üben

Tipps und Fallen
- Arme schnell bewegen, aber nicht schleudern
- weiteratmen

 dehnen   drücken   stemmen

6. Übung

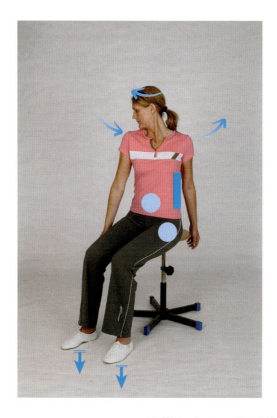

Ausgangsstellung
- Sitz auf dem Stuhl im vorderen Drittel
- Füße stehen hüftbreit parallel am Boden
- Arme hängen neben dem Körper

Wiederholungszahl
- 2 × jede Seite üben

Ausführung
- Füße in den Boden stemmen
- Gesäßmuskeln spannen
- Bauch einziehen
- Rücken strecken
- Kopf lang nach oben herausdehnen
- Kinn etwas zur Brust ziehen
- nun: rechte Schulter nach vorn ziehen
- linke Schulter nach hinten nehmen
- nun: Kopf langsam nach rechts drehen
- über die rechte Schulter nach hinten zum Boden schauen
- einen Augenblick die Position halten
- Kopf und Schultern zurückdrehen
- Spannung lösen

Tipps und Fallen
- Kopf langsam drehen
- weiteratmen

 Bewegungsrichtung   spannen   ▬ strecken

7. Übung

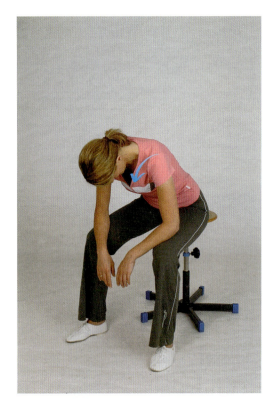

Ausgangsstellung
- Sitz auf dem Stuhl
- Füße stehen etwas über Hüftbreite am Boden
- Arme hängen neben dem Körper

Wiederholungszahl
- 1 ×

Ausführung
- Oberkörper nach vorn beugen
- Unterarme auf die Oberschenkel legen
- Hände baumeln lassen
- Kopf senken, Augen schließen
- nun: entspannen Sie für einen kurzen Augenblick
- beobachten Sie Ihre Atmung (den eigenen Rhythmus Ihrer Atmung)
- schicken Sie Ihre Gedanken in die Zauberwelt der Märchen und vergessen Sie einen Augenblick die Außenwelt
- langsam aufrichten
- rekeln, gähnen und dehnen

Tipps und Fallen
- nicht das Rekeln und Dehnen vergessen

 dehnen   drücken   stemmen

KAPITEL 16
Übungstag 16

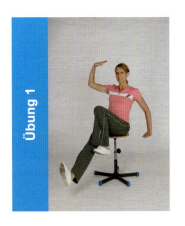
Übung 1

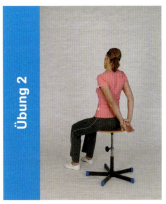
Übung 2

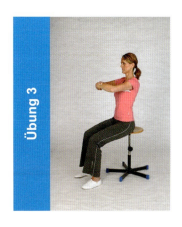
Übung 3

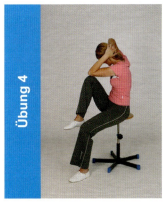
Übung 4

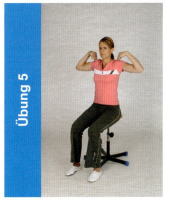
Übung 5

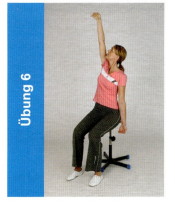
Übung 6

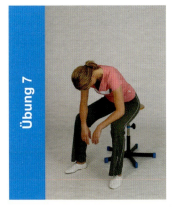
Übung 7

1. Übung

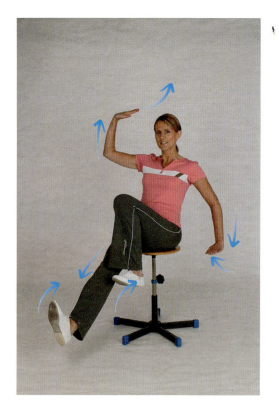

Ausgangsstellung
- Sitz auf dem Stuhl
- Arme hängen neben dem Körper

Wiederholungszahl
- einige × üben

Ausführung
- Arme und Beine entgegengesetzt bewegen:
- linkes Bein beugen, Fußspitze hochziehen
- rechten Arm nach oben strecken
- Handfläche ist zur Decke gerichtet
- rechtes Bein vorstrecken, Fußspitze hochziehen
- linken Arm nach unten strecken
- Handfläche ist zum Boden gerichtet
- Arme und Beine wechseln, dabei rekeln, dehnen, stöhnen und gähnen

Tipps und Fallen
- weiteratmen

➡ dehnen   ➡❘ drücken   ❘➡ stemmen

2. Übung

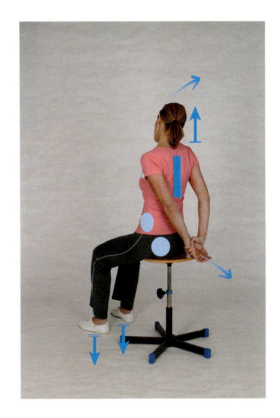

Ausgangsstellung
- Sitz auf dem Stuhl im vorderen Drittel
- Füße stehen hüftbreit parallel am Boden
- Arme hängen neben dem Körper

Wiederholungszahl
- 2 × jede Seite üben

Ausführung
- Dehnübung
- Füße in den Boden stemmen
- Gesäßmuskeln spannen
- Bauch einziehen
- Rücken strecken
- Kopf lang nach oben herausdehnen
- Kinn etwas zur Brust ziehen
- nun: rechte Hand fasst hinter dem Rücken das linke Handgelenk
- nun: Kopf nach rechts zur Seite neigen
- rechte Hand zieht vorsichtig den linken Arm nach unten rechts
- einen Augenblick die Position halten
- Spannung lösen

Tipps und Fallen
- langsam dehnen
- weiteratmen

 Bewegungsrichtung   spannen   strecken

3. Übung

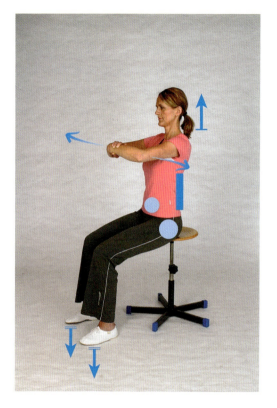

Ausgangsstellung
- Sitz auf dem Stuhl im vorderen Drittel
- Füße stehen hüftbreit parallel am Boden
- Arme hängen neben dem Körper

Wiederholungszahl
- 3 ×

Ausführung
- Füße in den Boden stemmen
- Gesäßmuskeln spannen
- Bauch einziehen
- Rücken strecken
- Kopf lang nach oben herausdehnen
- Kinn etwas zur Brust ziehen
- nun: rechte Hand fasst linkes Handgelenk
- linke Hand fasst rechtes Handgelenk
- beide Arme in Brusthöhe anheben
- beide Arme auseinanderziehen
- einen Augenblick diese Position halten

Tipps und Fallen
- Handgelenke gut festhalten
- weiteratmen

 dehnen drücken stemmen

4. Übung

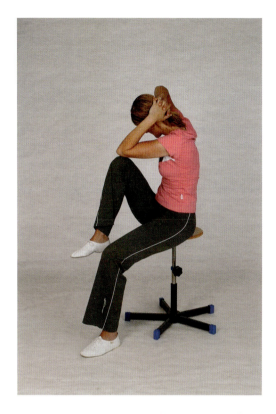

Ausgangsstellung
- Sitz auf dem Stuhl im vorderen Drittel
- Füße stehen hüftbreit parallel am Boden
- Arme hängen neben dem Körper

Wiederholungszahl
- 2 × jede Seite üben

Ausführung
- Füße in den Boden stemmen
- Gesäßmuskeln spannen
- Bauch einziehen
- Rücken strecken
- Kopf lang nach oben herausdehnen
- Kinn etwas zur Brust ziehen
- nun: Hände hinter den Kopf nehmen
- rechtes Bein anbeugen
- linken Ellbogen zum rechten Knie führen (Bauch- und Gesäßmuskelspannung lässt nach)
- Bein abstellen
- Oberkörper aufrichten
- Bauch- und Gesäßmuskeln wieder spannen
- im Wechsel üben

Tipps und Fallen
- langsam üben
- weiteratmen

 Bewegungsrichtung   spannen   strecken

5. Übung

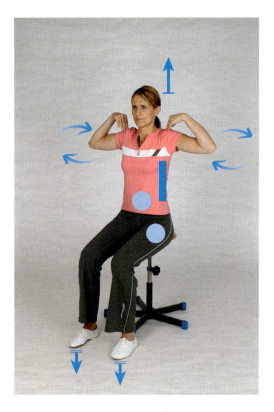

Ausgangsstellung
- Sitz auf dem Stuhl im vorderen Drittel
- Füße stehen hüftbreit parallel am Boden
- Arme hängen neben dem Körper

Wiederholungszahl
- einige × nach vorn kreisen
- einige × nach hinten kreisen

Ausführung
- Füße in den Boden stemmen
- Gesäßmuskeln spannen
- Bauch einziehen
- Rücken strecken
- Kopf lang nach oben herausdehnen
- Kinn etwas zur Brust ziehen
- nun: Hände an die Schultern nehmen
- Schultern nach vorn und nach hinten kreisen
- Arme senken
- Spannung lösen

Tipps und Fallen
- langsam kreisen
- weiteratmen

 dehnen   drücken   stemmen

6. Übung

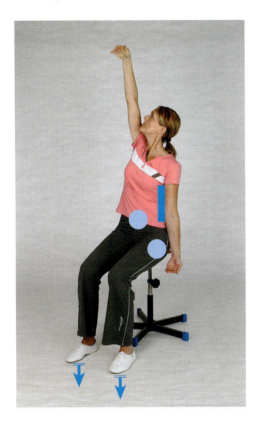 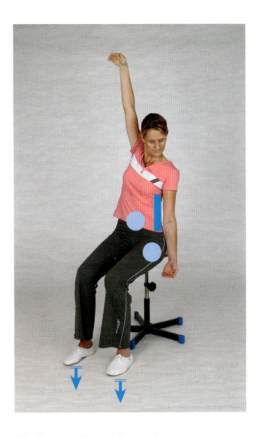

Ausgangsstellung
- Sitz auf dem Stuhl im vorderen Drittel
- Füße stehen hüftbreit parallel am Boden
- Arme hängen neben dem Körper

Wiederholungszahl
- einige × in die Hand nach oben und in die Hand nach unten schauen

Ausführung
- Füße in den Boden stemmen
- Gesäßmuskeln spannen
- Bauch einziehen
- Rücken strecken

- Kopf lang nach oben herausdehnen
- Kinn etwas zur Brust ziehen
- nun: rechten Arm nach oben strecken
- Kopf drehen, in die rechte Hand nach oben hineinschauen
- Kopf drehen, in die linke Hand nach unten hineinschauen
- Arm zurücknehmen
- Spannung lösen

Tipps und Fallen
- Kopf ganz langsam drehen
- weiteratmen

 Bewegungsrichtung spannen ▬▬ strecken

7. Übung

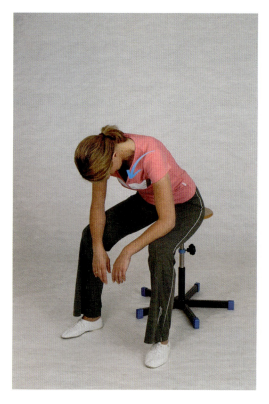

Ausgangsstellung
- Sitz auf dem Stuhl
- Füße stehen etwas über Hüftbreite am Boden
- Arme hängen neben dem Körper

Wiederholungszahl
- 1 × üben

Ausführung
- Oberkörper nach vorn beugen
- Unterarme auf die Oberschenkel legen
- Hände baumeln lassen
- Kopf senken, Augen schließen
- nun: entspannen Sie für einen kurzen Augenblick
- beobachten Sie Ihre Atmung (den eigenen Rhythmus Ihrer Atmung)
- schicken Sie Ihre Gedanken in die Zauberwelt der Märchen und vergessen Sie einen Augenblick die Außenwelt
- langsam aufrichten
- rekeln, gähnen und dehnen

Tipps und Fallen
- nicht das Rekeln und Dehnen vergessen

 dehnen   drücken   stemmen

KAPITEL 17
Übungstag 17

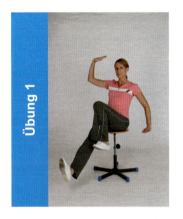
Übung 1

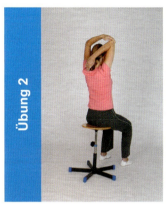
Übung 2

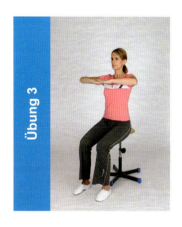
Übung 3

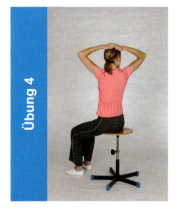
Übung 4

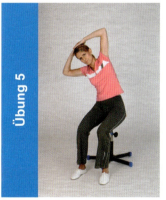
Übung 5

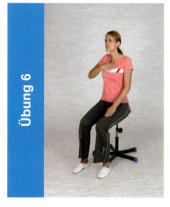
Übung 6

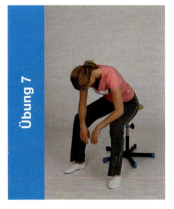
Übung 7

132 Übungstag 17

1. Übung

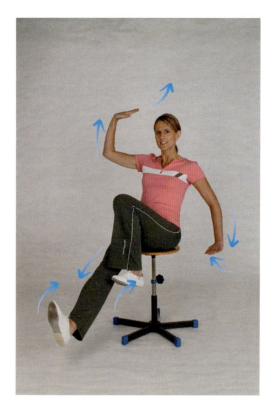

Ausgangsstellung
- Sitz auf dem Stuhl
- Arme hängen neben dem Körper

Wiederholungszahl
- einige × üben

Ausführung
- Arme und Beine entgegengesetzt bewegen
- linkes Bein beugen, Fußspitze hochziehen
- rechten Arm nach oben strecken
- Handfläche ist zur Decke gerichtet
- rechtes Bein vorstrecken, Fußspitze hochziehen
- linken Arm nach unten strecken
- Handfläche ist zum Boden gerichtet
- Arme und Beine wechseln, dabei rekeln, dehnen, stöhnen und gähnen

Tipps und Fallen
- weiteratmen

➡ dehnen   ➡▏ drücken   ▏➡ stemmen

2. Übung

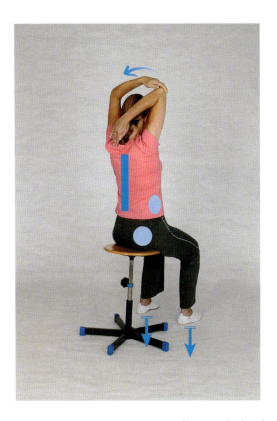

Ausgangsstellung
- Sitz auf dem Stuhl im vorderen Drittel
- Füße stehen hüftbreit parallel am Boden
- Arme hängen neben dem Körper

Wiederholungszahl
- 2 × jede Seite üben

Ausführung
- Dehnübung
- Füße in den Boden stemmen
- Gesäßmuskeln spannen
- Bauch einziehen
- Rücken strecken

- Kopf lang nach oben herausdehnen
- Kinn etwas zur Brust ziehen
- nun: rechten Arm im Ellbogen gebeugt hinter den Kopf nehmen
- linke Hand fasst den Ellbogen und zieht den Arm vorsichtig nach links
- einen Augenblick die Position halten
- Arme senken, Spannung lösen

Tipps und Fallen
- gerade sitzen bleiben
- nicht zur Seite beugen
- weiteratmen

 Bewegungsrichtung   spannen   strecken

3. Übung

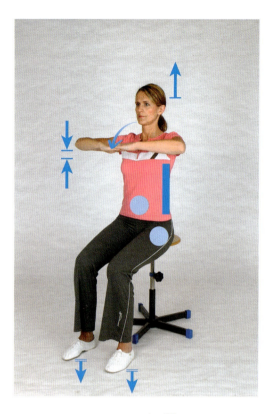

Ausgangsstellung
- Sitz auf dem Stuhl im vorderen Drittel
- Füße stehen hüftbreit parallel am Boden
- Arme hängen neben dem Körper

Wiederholungszahl
- einige × üben

Ausführung
- Füße in den Boden stemmen
- Gesäßmuskeln spannen
- Bauch einziehen
- Rücken strecken
- Kopf lang nach oben herausdehnen
- Kinn etwas zur Brust ziehen
- nun: Arme in Brusthöhe anheben
- Hände flach aufeinanderlegen
- Hände gegeneinander drücken
- einen Augenblick diese Position halten
- Spannung lösen
- Hände wechseln

Tipps und Fallen
- weiteratmen

 dehnen   drücken   stemmen

4. Übung

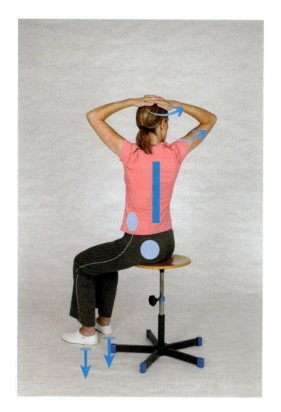

Ausgangsstellung
- Sitz auf dem Stuhl im vorderen Drittel
- Füße stehen hüftbreit parallel am Boden
- Arme hängen neben dem Körper

Wiederholungszahl
- 2 × jede Seite üben

Ausführung
- Füße in den Boden stemmen
- Gesäßmuskeln spannen
- Bauch einziehen
- Rücken strecken
- Kopf lang nach oben herausdehnen
- Kinn etwas zur Brust ziehen
- nun: Hände auf den Kopf legen
- Oberkörper langsam nach rechts drehen
- Kopf dreht mit
- Augen folgen der Bewegung
- einen Augenblick diese Position halten
- Oberkörper und Kopf zurückdrehen
- Spannung lösen

Tipps und Fallen
- gerade sitzen bleiben
- weiteratmen

 Bewegungsrichtung   spannen   strecken

5. Übung

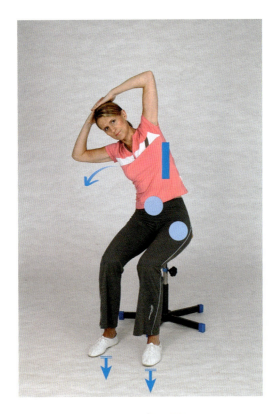

Ausgangsstellung
- Sitz auf dem Stuhl im vorderen Drittel
- Füße stehen hüftbreit parallel am Boden
- Arme hängen neben dem Körper

Wiederholungszahl
- 2 × jede Seite üben

Ausführung
- Füße in den Boden stemmen
- Gesäßmuskeln spannen
- Bauch einziehen
- Rücken strecken
- Kopf lang nach oben herausdehnen
- Kinn etwas zur Brust ziehen
- nun: Hände auf den Kopf legen
- Oberkörper langsam nach rechts neigen
- einen Augenblick diese Position halten
- Oberkörper aufrichten
- Spannung lösen

Tipps und Fallen
- nicht zu weit zur Seite neigen
- weiteratmen

 dehnen   drücken   stemmen

6. Übung

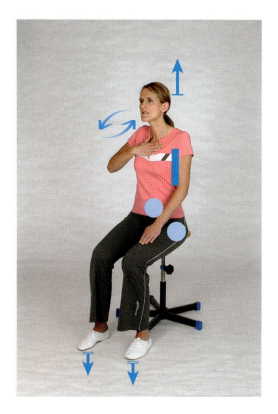

Ausgangsstellung
- Sitz auf dem Stuhl im vorderen Drittel
- Füße stehen hüftbreit parallel am Boden
- rechte Hand liegt auf dem Brustbein
- linke Hand liegt auf dem Oberschenkel

Wiederholungszahl
- einige × üben

Ausführung
- Füße in den Boden stemmen
- Gesäßmuskeln spannen
- Bauch einziehen
- Rücken strecken
- Kopf lang nach oben herausdehnen
- nun: das Kinn waagerecht nach vorn schieben
- einen Augenblick diese Position halten
- das Kinn waagerecht wieder zurückziehen
- einen Augenblick diese Position halten
- Spannung lösen

Tipps und Fallen
- nicht den Oberkörper vorbeugen
- weiteratmen

 Bewegungsrichtung   spannen   strecken

7. Übung

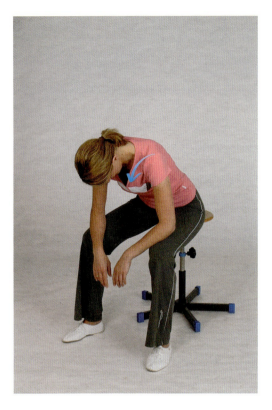

Ausgangsstellung
- Sitz auf dem Stuhl
- Füße stehen etwas über Hüftbreite am Boden
- Arme hängen neben dem Körper

Wiederholungszahl
- 1 × üben

Ausführung
- Oberkörper nach vorn beugen
- Unterarme auf die Oberschenkel legen
- Hände baumeln lassen
- Kopf senken, Augen schließen
- nun: entspannen Sie für einen kurzen Augenblick
- beobachten Sie Ihre Atmung (den eigenen Rhythmus Ihrer Atmung)
- schicken Sie Ihre Gedanken in die Zauberwelt der Märchen und vergessen Sie einen Augenblick die Außenwelt
- langsam aufrichten
- rekeln, gähnen und dehnen

Tipps und Fallen
- nicht das Rekeln und Dehnen vergessen

 dehnen   drücken   stemmen

KAPITEL
18 Übungstag 18

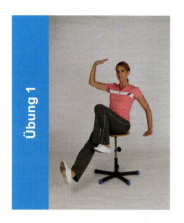
Übung 1

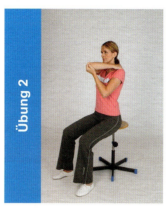
Übung 2

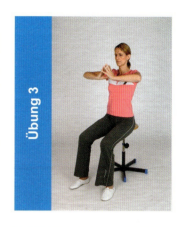
Übung 3

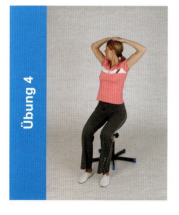
Übung 4

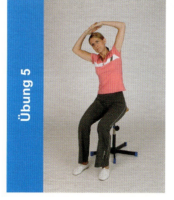
Übung 5

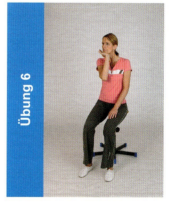
Übung 6

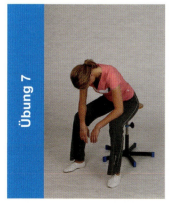
Übung 7

Übungstag 18

1. Übung

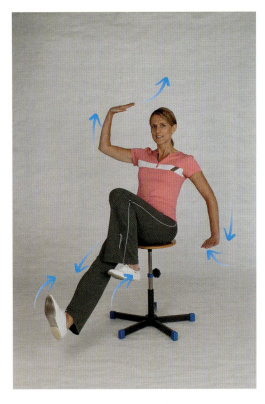

Ausgangsstellung
- Sitz auf dem Stuhl
- Arme hängen neben dem Körper

Wiederholungszahl
- einige × üben

Ausführung
- Arme und Beine entgegengesetzt bewegen:
- linkes Bein beugen, Fußspitze hochziehen
- rechten Arm nach oben strecken
- Handfläche ist zur Decke gerichtet
- rechtes Bein vorstrecken, Fußspitze hochziehen
- linken Arm nach unten strecken
- Handfläche ist zum Boden gerichtet
- Arme und Beine wechseln, dabei rekeln, dehnen, stöhnen und gähnen

Tipps und Fallen
- weiteratmen

➡ dehnen   ➡❘ drücken   ❘➡ stemmen

2. Übung

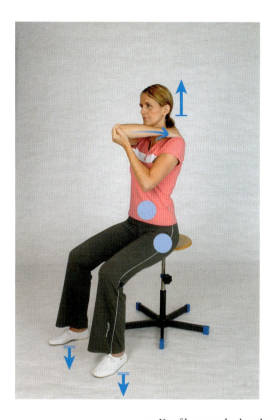

Ausgangsstellung
- Sitz auf dem Stuhl im vorderen Drittel
- Füße stehen hüftbreit parallel am Boden
- Arme hängen neben dem Körper

Wiederholungszahl
- 2 × jede Seite üben

Ausführung
- Dehnübung
- Füße in den Boden stemmen
- Gesäßmuskeln spannen
- Bauch einziehen
- Rücken strecken
- Kopf lang nach oben herausdehnen
- Kinn etwas zur Brust ziehen
- nun: rechte Hand über die linke Schulter legen
- linke Hand fasst den Ellbogen
- linke Hand schiebt den Ellbogen vorsichtig in Richtung linke Schulter
- einen Augenblick die Position halten
- Arme senken
- Spannung lösen

Tipps und Fallen
- langsam dehnen
- weiteratmen

 Bewegungsrichtung   spannen ▬ strecken

3. Übung

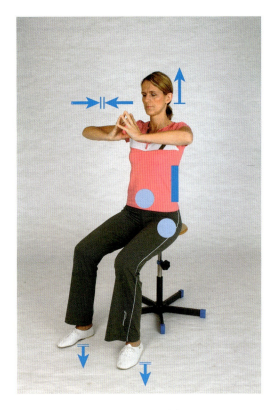

Ausgangsstellung
- Sitz auf dem Stuhl im vorderen Drittel
- Füße stehen hüftbreit parallel am Boden
- Arme hängen neben dem Körper

Wiederholungszahl
- einige ×

Ausführung
- Füße in den Boden stemmen
- Gesäßmuskeln spannen
- Bauch einziehen
- Rücken strecken
- Kopf lang nach oben herausdehnen
- Kinn etwas zur Brust ziehen
- nun: Arme in Schulterhöhe anheben
- alle Finger gegeneinander legen
- alle Finger gegeneinander drücken
- einen Augenblick diese Position halten
- Arme senken
- Spannung lösen

Tipps und Fallen
- gerade sitzen bleiben
- nicht die Schultern hochziehen
- weiteratmen

 dehnen   drücken   stemmen

4. Übung

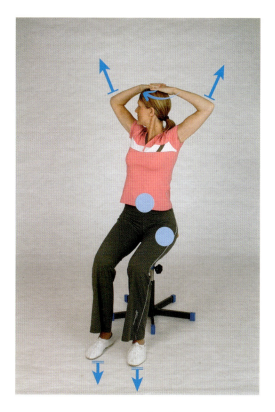

Ausgangsstellung
- Sitz auf dem Stuhl im vorderen Drittel
- Füße stehen hüftbreit parallel am Boden
- Arme hängen neben dem Körper

Wiederholungszahl
- 2 × jede Seite üben

Ausführung
- Füße in den Boden stemmen
- Gesäßmuskeln spannen
- Bauch einziehen
- Rücken strecken
- Kopf lang nach oben herausdehnen
- Kinn etwas zur Brust ziehen
- nun: Hände auf den Kopf legen
- Ellbogen nach hinten dehnen
- Kopf nach rechts zur Seite drehen
- Ellbogen anschauen
- einen Augenblick diese Position halten
- Kopf zurückdrehen
- Arme senken
- Spannung lösen

Tipps und Fallen
- weiteratmen

 Bewegungsrichtung   spannen   ▬▬ strecken

5. Übung

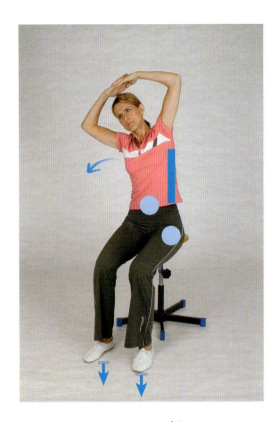

Ausgangsstellung
- Sitz auf dem Stuhl im vorderen Drittel
- Füße stehen hüftbreit parallel am Boden
- Arme hängen neben dem Körper

Wiederholungszahl
- 2 × jede Seite üben

Ausführung
- Füße in den Boden stemmen
- Gesäßmuskeln spannen
- Bauch einziehen
- Rücken strecken
- Kopf lang nach oben herausdehnen
- Kinn etwas zur Brust ziehen
- nun: Arme über den Kopf nehmen
- Hände falten
- Oberkörper vorsichtig nach rechts neigen
- einen Augenblick die Position halten
- Oberkörper aufrichten
- Arme senken
- Spannung lösen

Tipps und Fallen
- Oberkörper nicht zu weit zur Seite neigen
- weiteratmen

 dehnen   drücken   stemmen

6. Übung

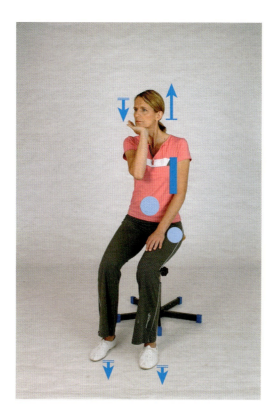

Ausgangsstellung
- Sitz auf dem Stuhl im vorderen Drittel
- Füße stehen hüftbreit parallel am Boden
- Hände liegen auf den Oberschenkeln

Wiederholungszahl
- einige ×

Ausführung
- Füße in den Boden stemmen
- Gesäßmuskeln spannen
- Bauch einziehen
- Rücken strecken
- Kopf lang nach oben herausdehnen
- nun: rechte Hand unter das Kinn legen
- das Kinn auf die Hand drücken
- einen Augenblick diese Position halten
- Arm senken
- Spannung lösen

Tipps und Fallen
- nicht den Kopf nach vorn beugen
- weiteratmen

 Bewegungsrichtung   spannen   strecken

7. Übung

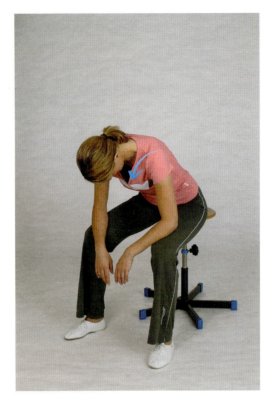

Ausgangsstellung
- Sitz auf dem Stuhl
- Füße stehen etwas über Hüftbreite am Boden
- Arme hängen neben dem Körper

Wiederholungszahl
- 1 × üben

Ausführung
- Oberkörper nach vorn beugen
- Unterarme auf die Oberschenkel legen
- Hände baumeln lassen
- Kopf senken, Augen schließen
- nun: entspannen Sie für einen kurzen Augenblick
- beobachten Sie Ihre Atmung (den eigenen Rhythmus Ihrer Atmung)
- schicken Sie Ihre Gedanken in die Zauberwelt der Märchen und vergessen Sie einen Augenblick die Außenwelt
- langsam aufrichten
- rekeln, gähnen und dehnen

Tipps und Fallen
- nicht das Rekeln und Dehnen vergessen

 dehnen   drücken    stemmen

KAPITEL
19 Übungstag 19

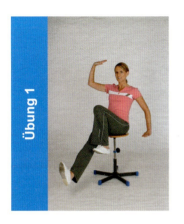
Übung 1

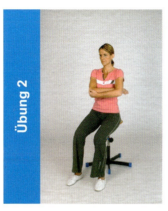
Übung 2

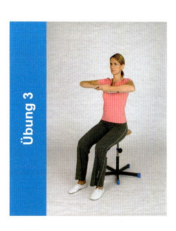
Übung 3

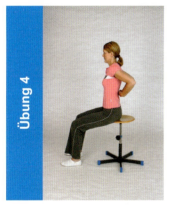
Übung 4

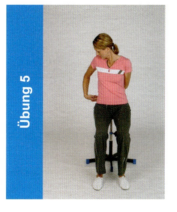
Übung 5

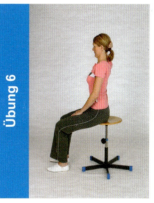
Übung 6

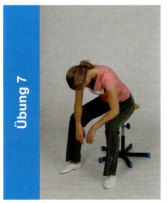
Übung 7

1. Übung

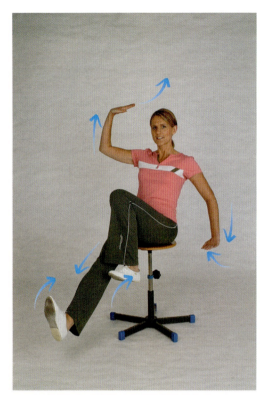

Ausgangsstellung
- Sitz auf dem Stuhl
- Arme hängen neben dem Körper

Wiederholungszahl
- einige × üben

Ausführung
- Arme und Beine entgegengesetzt bewegen:
- linkes Bein beugen, Fußspitze hochziehen
- rechten Arm nach oben strecken
- Handfläche ist zur Decke gerichtet
- rechtes Bein vorstrecken, Fußspitze hochziehen
- linken Arm nach unten strecken
- Handfläche ist zum Boden gerichtet
- Arme und Beine wechseln, dabei rekeln, dehnen, stöhnen und gähnen

Tipps und Fallen
- weiteratmen

→ dehnen   drücken   stemmen

2. Übung

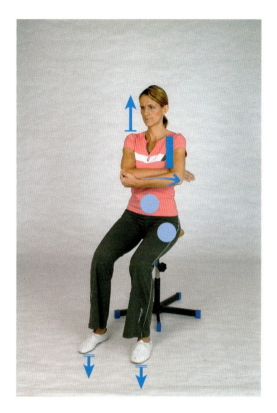

Ausgangsstellung
- Sitz auf dem Stuhl im vorderen Drittel
- Füße stehen hüftbreit parallel am Boden
- Arme hängen neben dem Körper

Wiederholungszahl
- 3 × jede Seite üben

Ausführung
- Dehnübung
- Füße in den Boden stemmen
- Gesäßmuskeln spannen
- Bauch einziehen
- Rücken strecken
- Kopf lang nach oben herausdehnen
- Kinn etwas zur Brust ziehen
- nun: rechten Arm vor den Körper nehmen
- linke Hand fasst rechten Ellbogen
- Ellbogen in Richtung linke Seite ziehen
- einen Augenblick die Position halten
- Arme senken
- Spannung lösen

Tipps und Fallen
- Oberkörper nicht mitdrehen
- weiteratmen

 Bewegungsrichtung   spannen   strecken

3. Übung

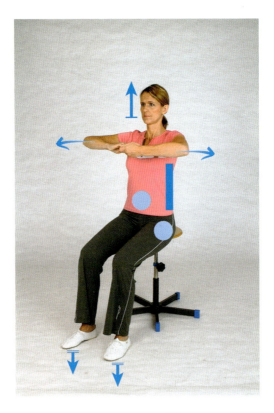

Ausgangsstellung
- Sitz auf dem Stuhl im vorderen Drittel
- Füße stehen hüftbreit parallel am Boden
- Arme hängen neben dem Körper

Wiederholungszahl
- 3 ×

Ausführung
- Füße in den Boden stemmen
- Gesäßmuskeln spannen
- Bauch einziehen
- Rücken strecken
- Kopf lang nach oben herausdehnen
- Kinn etwas zur Brust ziehen
- nun: Arme in Brusthöhe anheben
- Finger ineinanderhaken
- Arme auseinanderziehen
- einen Augenblick diese Position halten
- Arme senken
- Spannung lösen

Tipps und Fallen
- nicht die Schultern hochziehen
- gerade sitzen bleiben
- weiteratmen

 dehnen   drücken    stemmen

4. Übung

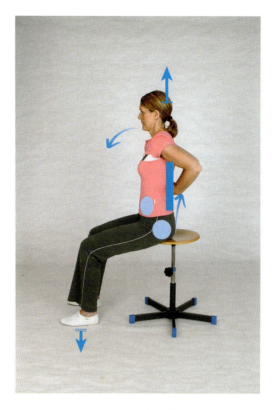

Ausgangsstellung
- Sitz auf dem Stuhl im vorderen Drittel
- Füße stehen hüftbreit parallel am Boden
- Arme hängen neben dem Körper

Wiederholungszahl
- einige ×

Ausführung
- Füße in den Boden stemmen
- Gesäßmuskeln spannen
- Bauch einziehen
- Rücken strecken
- Kopf lang nach oben herausdehnen
- Kinn etwas zur Brust ziehen
- nun: Hände hinter dem Rücken falten
- Hände am Rücken hinaufschieben
- einen Augenblick diese Position halten
- Arme senken
- Spannung lösen

Tipps und Fallen
- gerade sitzen bleiben
- weiteratmen

 Bewegungsrichtung   spannen   ▬▬ strecken

5. Übung

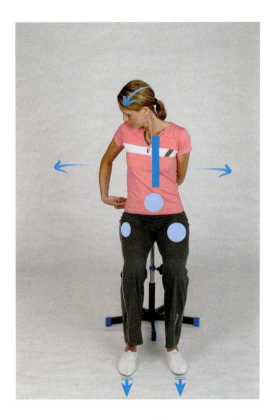

Ausgangsstellung
- Sitz auf dem Stuhl im vorderen Drittel
- Füße stehen hüftbreit parallel am Boden
- Arme hängen neben dem Körper

Wiederholungszahl
- jede Seite einige × üben

Ausführung
- Füße in den Boden stemmen
- Gesäßmuskeln spannen
- Bauch einziehen
- Rücken strecken
- Kopf lang nach oben herausdehnen
- Kinn etwas zur Brust ziehen
- nun: Hände hinter dem Rücken falten
- Arme zur rechten Seite führen
- in die Hände hineinschauen
- einen Augenblick diese Position halten
- Arme zur linken Seite führen
- ebenso üben
- Arme senken
- Spannung lösen

Tipps und Fallen
- nur den Kopf senken
- nicht den Oberkörper mitbeugen
- weiteratmen

 dehnen   drücken   stemmen

Übungstag 19 **153**

6. Übung

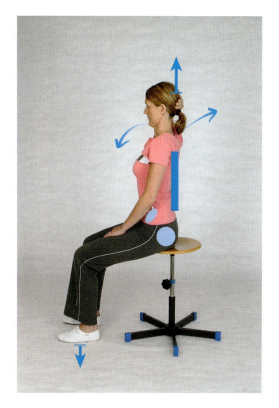

Ausgangsstellung
- Sitz auf dem Stuhl im vorderen Drittel
- Füße stehen hüftbreit parallel am Boden
- Hände liegen auf den Oberschenkeln

Wiederholungszahl
- einige ×

Ausführung
- Füße in den Boden stemmen
- Gesäßmuskeln spannen
- Bauch einziehen
- Rücken strecken
- Kopf lang nach oben herausdehnen
- Kinn etwas zur Brust ziehen
- nun: rechte Hand in den Nacken legen
- den Nacken leicht gegen die Hand drücken
- Halswirbelsäule lang werden lassen
- einen Augenblick die Position halten
- Arm senken
- Spannung lösen

Tipps und Fallen
- nicht mit der Hand gegen den Nacken drücken
- weiteratmen

 Bewegungsrichtung   spannen   strecken

7. Übung

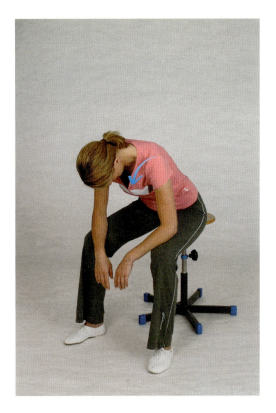

Ausgangsstellung
- Sitz auf dem Stuhl
- Füße stehen etwas über Hüftbreite am Boden
- Arme hängen neben dem Körper

Wiederholungszahl
- 1 × üben

Ausführung
- Oberkörper nach vorn beugen
- Unterarme auf die Oberschenkel legen
- Hände baumeln lassen
- Kopf senken, Augen schließen
- nun: entspannen Sie für einen kurzen Augenblick
- beobachten Sie Ihre Atmung (den eigenen Rhythmus Ihrer Atmung)
- schicken Sie Ihre Gedanken in die Zauberwelt der Märchen und vergessen Sie einen Augenblick die Außenwelt
- langsam aufrichten
- rekeln, gähnen und dehnen

Tipps und Fallen
- nicht das Rekeln und Dehnen vergessen

 dehnen   drücken   stemmen

KAPITEL
20 Übungstag 20

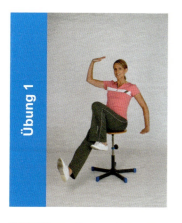 Übung 1

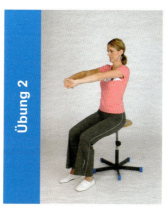 Übung 2

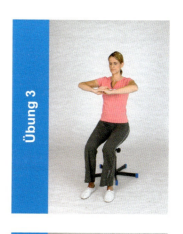 Übung 3

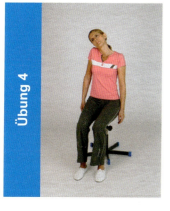 Übung 4

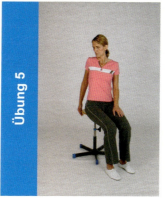 Übung 5

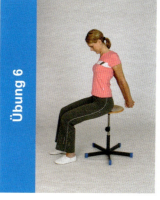 Übung 6

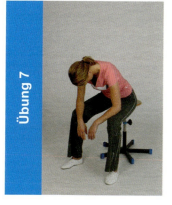 Übung 7

1. Übung

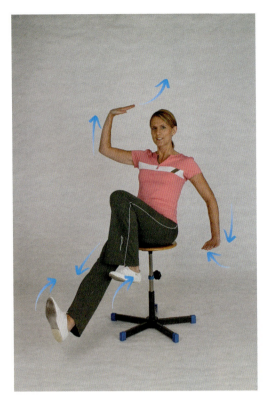

Ausgangsstellung
- Sitz auf dem Stuhl
- Arme hängen neben dem Körper

Wiederholungszahl
- einige Mal üben

Ausführung
- Arme und Beine entgegengesetzt bewegen:
- linkes Bein beugen, Fußspitze hochziehen
- rechten Arm nach oben strecken
- Handfläche ist zur Decke gerichtet
- rechtes Bein vorstrecken, Fußspitze hochziehen
- linken Arm nach unten strecken
- Handfläche ist zum Boden gerichtet
- Arme und Beine wechseln, dabei rekeln, dehnen, stöhnen und gähnen

Tipps und Fallen
- weiteratmen

dehnen   drücken   stemmen

2. Übung

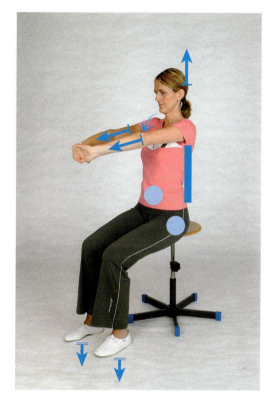

Ausgangsstellung
- Sitz auf dem Stuhl im vorderen Drittel
- Füße stehen hüftbreit parallel am Boden
- Arme hängen neben dem Körper

Wiederholungszahl
- 3 ×

Ausführung
- Dehnübung
- Füße in den Boden stemmen
- Gesäßmuskeln spannen
- Bauch einziehen
- Rücken strecken
- Kopf lang nach oben herausdehnen
- Kinn etwas zur Brust ziehen
- nun: Hände in Schulterhöhe falten
- Handflächen nach außen drehen
- Arme langsam nach vorn strecken
- einen Augenblick diese Position halten
- Arme senken
- Spannung lösen

Tipps und Fallen
- nicht die Schultern hochziehen
- weiteratmen

 Bewegungsrichtung   spannen   ▬ strecken

3. Übung

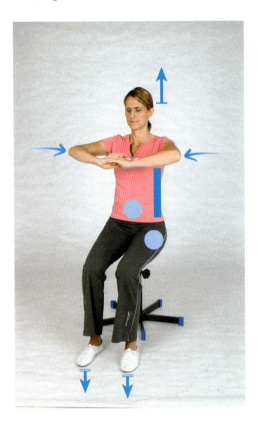
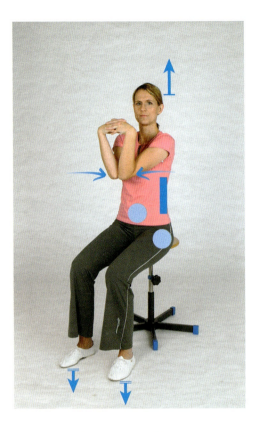

Ausgangsstellung
- Sitz auf dem Stuhl im vorderen Drittel
- Füße stehen hüftbreit parallel am Boden
- Arme hängen neben dem Körper

Wiederholungszahl
- 3 ×

Ausführung
- Füße in den Boden stemmen
- Gesäßmuskeln spannen
- Bauch einziehen
- Rücken strecken

- Kopf lang nach oben herausdehnen
- Kinn etwas zur Brust ziehen
- nun: Hände in Brusthöhe falten
- Ellbogen nach unten zusammenziehen
- einen Augenblick diese Position halten
- Arme wieder in Brusthöhe anheben
- Übung wiederholen
- Arme senken
- Spannung lösen

Tipps und Fallen
- nicht die Schultern hochziehen
- weiteratmen

 dehnen   drücken   stemmen

4. Übung

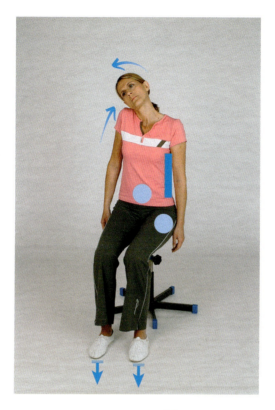

Ausgangsstellung
- Sitz auf dem Stuhl im vorderen Drittel
- Füße stehen hüftbreit parallel am Boden
- Arme hängen neben dem Körper

Wiederholungszahl
- 4 × jede Seite üben

Ausführung
- Füße in den Boden stemmen
- Gesäßmuskeln spannen
- Bauch einziehen
- Rücken strecken
- Kopf lang nach oben herausdehnen
- Kinn etwas zur Brust ziehen
- nun: rechte Schulter hochziehen
- Kopf zur rechten Seite neigen
- rechtes Ohr auf rechte Schulter senken
- einen Augenblick die Position halten
- Kopf in Mittelstellung zurücknehmen
- Schulter senken
- Spannung lösen

Tipps und Fallen
- nach vorn schauen
- weiteratmen

 Bewegungsrichtung spannen   strecken

5. Übung

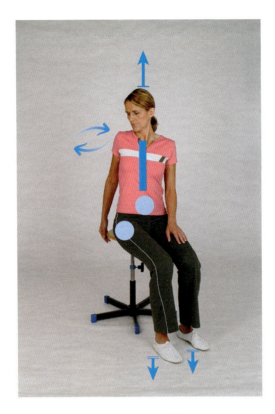

Ausgangsstellung
- Sitz auf dem Stuhl im vorderen Drittel
- Füße stehen hüftbreit parallel am Boden
- Arme hängen neben dem Körper

Wiederholungszahl
jede Schulter:
- 5 × nach hinten kreisen
- 5 × nach vorn kreisen

Ausführung
- Füße in den Boden stemmen
- Gesäßmuskeln spannen
- Bauch einziehen
- Rücken strecken
- Kopf lang nach oben herausdehnen
- Kinn etwas zur Brust ziehen
- nun: rechte Schulter nach hinten unten kreisen
- rechte Schulter nach vorn unten kreisen
- Spannung lösen

Tipps und Fallen
- die Schulter langsam kreisen
- weiteratmen

 dehnen   drücken   stemmen

6. Übung

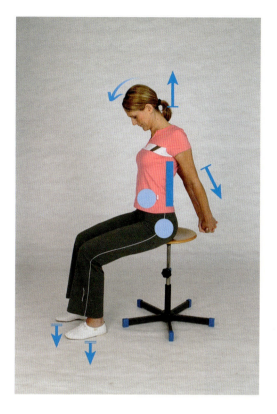

Ausgangsstellung
- Sitz auf dem Stuhl im vorderen Drittel
- Füße stehen hüftbreit parallel am Boden
- Arme hängen neben dem Körper

Wiederholungszahl
- 3 ×

Ausführung
- Füße in den Boden stemmen
- Gesäßmuskeln spannen
- Bauch einziehen
- Rücken strecken
- Kopf lang nach oben herausdehnen
- Kinn etwas zur Brust ziehen
- nun: Hände hinter dem Rücken falten
- Arme nach hinten unten ziehen
- Kopf nach vorn senken
- einen Augenblick die Position halten
- Kopf anheben
- Hände lösen, Arme senken
- Spannung lösen

Tipps und Fallen
- nur den Kopf senken
- Rücken gerade halten
- weiteratmen

7. Übung

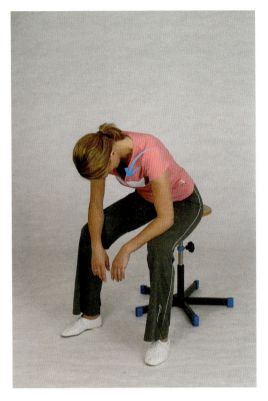

Ausgangsstellung
- Sitz auf dem Stuhl
- Füße stehen etwas über Hüftbreite am Boden
- Arme hängen neben dem Körper

Wiederholungszahl
- 1 × üben

Ausführung
- Oberkörper nach vorn beugen
- Unterarme auf die Oberschenkel legen
- Hände baumeln lassen
- Kopf senken, Augen schließen
- nun: entspannen Sie für einen kurzen Augenblick
- beobachten Sie Ihre Atmung (den eigenen Rhythmus Ihrer Atmung)
- schicken Sie Ihre Gedanken in die Zauberwelt der Märchen und vergessen Sie einen Augenblick die Außenwelt
- langsam aufrichten
- rekeln, gähnen und dehnen

Tipps und Fallen
- nicht das Rekeln und Dehnen vergessen

 dehnen   drücken    stemmen

KAPITEL 21 Übungstag 21

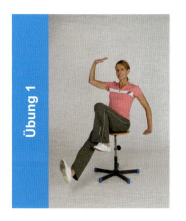
Übung 1

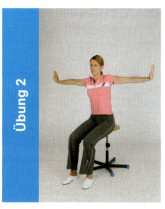
Übung 2

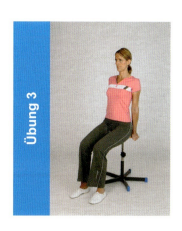
Übung 3

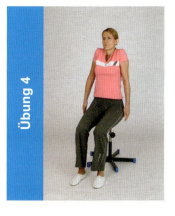
Übung 4

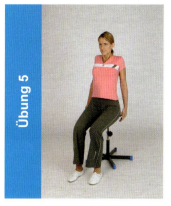
Übung 5

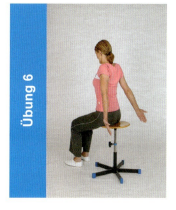
Übung 6

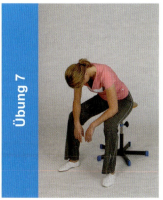
Übung 7

1. Übung

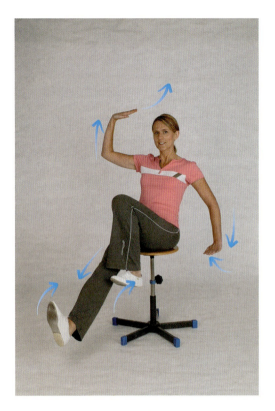

Ausgangsstellung
- Sitz auf dem Stuhl
- Arme hängen neben dem Körper

Wiederholungszahl
- einige × üben

Ausführung
- Arme und Beine entgegengesetzt bewegen:
- linkes Bein beugen, Fußspitze hochziehen
- rechten Arm nach oben strecken
- Handfläche ist zur Decke gerichtet
- rechtes Bein vorstrecken, Fußspitze hochziehen
- linken Arm nach unten strecken
- Handfläche ist zum Boden gerichtet
- Arme und Beine wechseln, dabei rekeln, dehnen, stöhnen und gähnen

Tipps und Fallen
- weiteratmen

 dehnen   drücken  stemmen

2. Übung

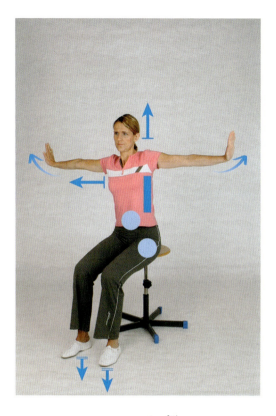

Ausgangsstellung
- Sitz auf dem Stuhl im vorderen Drittel
- Füße stehen hüftbreit parallel am Boden
- Arme hängen neben dem Körper

Wiederholungszahl
- 2 × jede Seite üben

Ausführung
- Dehnübung
- Füße in den Boden stemmen
- Gesäßmuskeln spannen
- Bauch einziehen
- Rücken strecken
- Kopf lang nach oben herausdehnen
- Kinn etwas zur Brust ziehen
- nun: Arme in Schulterhöhe zur Seite anheben
- Hände in Richtung Unterarme ziehen
- rechten Arm zur Seite herausdehnen
- einen Augenblick die Position halten
- Arme senken
- Spannung lösen

Tipps und Fallen
- nicht die Schultern hochziehen
- weiteratmen

 Bewegungsrichtung   spannen   strecken

3. Übung

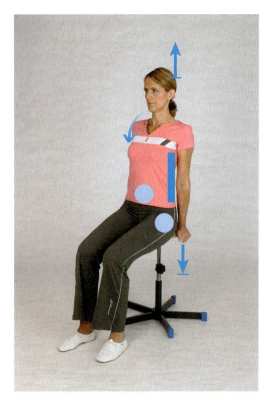

Ausgangsstellung
- Sitz auf dem Stuhl im vorderen Drittel
- Füße stehen hüftbreit parallel am Boden
- Arme hängen neben dem Körper

Wiederholungszahl
- 3 ×

Ausführung
- gerade sitzen
- Gesäßmuskeln spannen
- Bauch einziehen
- Schultern etwas zurückziehen
- Kopf lang nach oben herausdehnen
- Kinn etwas zur Brust ziehen
- nun: Hände an die Stuhlkante legen
- Hände fest nach unten drücken
- einen Augenblick diese Position halten
- Spannung lösen

Tipps und Fallen
- weiteratmen

 dehnen   drücken   stemmen

4. Übung

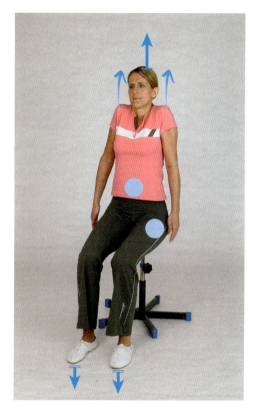 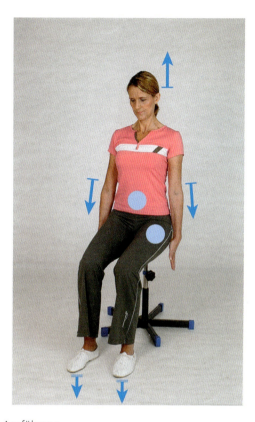

Ausgangsstellung
- Sitz auf dem Stuhl im vorderen Drittel
- Füße stehen hüftbreit parallel am Boden
- Arme hängen neben dem Körper

Wiederholungszahl
- 3 ×

Ausführung
- Füße in den Boden stemmen
- Gesäßmuskeln spannen
- Bauch einziehen
- Rücken strecken
- Kopf lang nach oben herausdehnen
- Kinn etwas zur Brust ziehen
- nun: beide Schultern hochziehen und halten, bis 5 zählen
- Schultern senken
- Arme nach unten dehnen, bis 3 zählen
- Spannung lösen

Tipps und Fallen
- weiteratmen

 Bewegungsrichtung   spannen   ▬ strecken

5. Übung

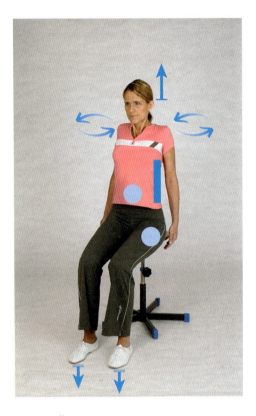
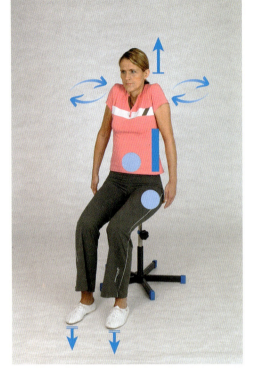

Ausgangsstellung
- Sitz auf dem Stuhl im vorderen Drittel
- Füße stehen hüftbreit parallel am Boden
- Arme hängen neben dem Körper

Wiederholungszahl
- Schultern 5 × nach hinten kreisen
- Schultern 5 × nach vorn kreisen

Ausführung
- Füße in den Boden stemmen
- Gesäßmuskeln spannen
- Bauch einziehen
- Rücken strecken
- Kopf lang nach oben herausdehnen
- Kinn etwas zur Brust ziehen
- nun: beide Schultern nach hinten kreisen
- beide Schultern nach vorn kreisen
- Spannung lösen

Tipps und Fallen
- die Schultern langsam kreisen
- große Kreise machen
- weiteratmen

 dehnen   drücken   stemmen

6. Übung

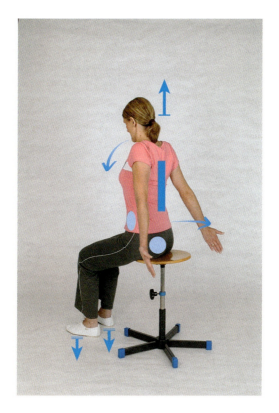

Ausgangsstellung
- Sitz auf dem Stuhl im vorderen Drittel
- Füße stehen hüftbreit parallel am Boden
- Arme hängen neben dem Körper

Wiederholungszahl
- 3 ×

Ausführung
- Füße in den Boden stemmen
- Gesäßmuskeln spannen
- Bauch einziehen
- Rücken strecken
- Kopf lang nach oben herausdehnen
- Kinn etwas zur Brust ziehen
- nun: Arme nach außen drehen
- Daumen zeigen nach hinten
- Schulterblätter an die Wirbelsäule ziehen
- Kopf senken
- einen Augenblick die Position halten
- Kopf anheben
- Arme zurückdrehen
- Spannung lösen

Tipps und Fallen
- nur den Kopf senken
- Rücken gerade halten
- weiteratmen

 Bewegungsrichtung   spannen   strecken

7. Übung

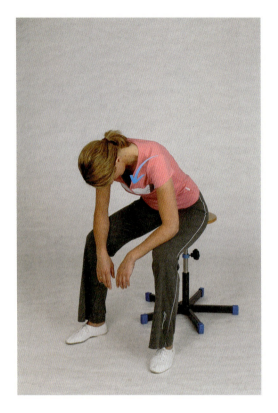

Ausgangsstellung
- Sitz auf dem Stuhl
- Füße stehen etwas über Hüftbreite am Boden
- Arme hängen neben dem Körper

Wiederholungszahl
- 1 × üben

Ausführung
- Oberkörper nach vorn beugen
- Unterarme auf die Oberschenkel legen
- Hände baumeln lassen
- Kopf senken, Augen schließen
- nun: entspannen Sie für einen kurzen Augenblick
- beobachten Sie Ihre Atmung (den eigenen Rhythmus Ihrer Atmung)
- nun: schicken Sie Ihre Gedanken in die Zauberwelt der Märchen und vergessen Sie einen Augenblick die Außenwelt
- langsam aufrichten
- rekeln, gähnen und dehnen

Tipps und Fallen
- nicht das Rekeln und Dehnen vergessen

 dehnen drücken stemmen

KAPITEL
22 Übungstag 22

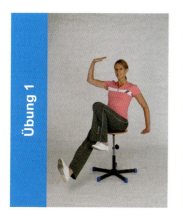
Übung 1

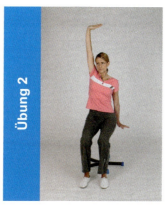
Übung 2

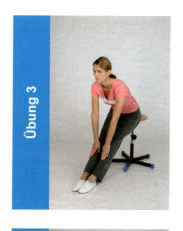
Übung 3

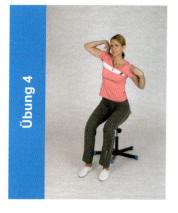
Übung 4

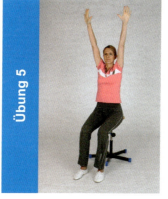
Übung 5

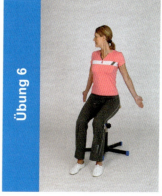
Übung 6

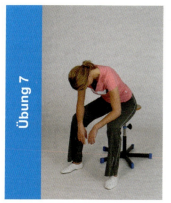
Übung 7

172 Übungstag 22

1. Übung

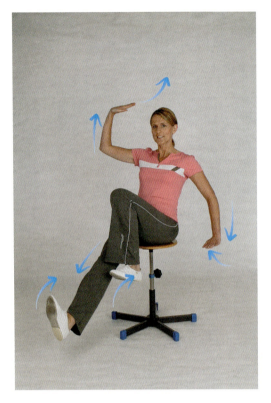

Ausgangsstellung
- Sitz auf dem Stuhl
- Arme hängen neben dem Körper

Wiederholungszahl
- einige × üben

Ausführung
- Arme und Beine entgegengesetzt bewegen:
- linkes Bein beugen, Fußspitze hochziehen
- rechten Arm nach oben strecken
- Handfläche ist zur Decke gerichtet
- rechtes Bein vorstrecken, Fußspitze hochziehen
- linken Arm nach unten strecken
- Handfläche ist zum Boden gerichtet
- Arme und Beine wechseln, dabei rekeln, dehnen, stöhnen und gähnen

Tipps und Fallen
- weiteratmen

 dehnen   drücken   stemmen

Übungstag 22

2. Übung

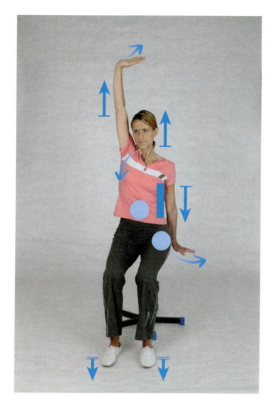

Ausgangsstellung
- Sitz auf dem Stuhl im vorderen Drittel
- Füße stehen hüftbreit parallel am Boden
- Arme hängen neben dem Körper

Wiederholungszahl
- 2 × jede Seite üben

Ausführung
- Dehnübung
- Füße in den Boden stemmen
- Gesäßmuskeln spannen
- Bauch einziehen
- Rücken strecken
- Kopf lang nach oben herausdehnen
- Kinn etwas zur Brust ziehen
- nun: Hände in Richtung Unterarme ziehen
- rechten Arm nach oben strecken
- rechten Arm nach oben herausdehnen
- linken Arm nach unten herausdehnen
- einen Augenblick die Position halten
- Arm senken
- Spannung lösen

Tipps und Fallen
- weiteratmen

 Bewegungsrichtung   spannen   strecken

3. Übung

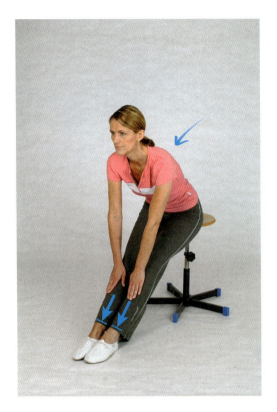

Ausgangsstellung
- Sitz auf dem Stuhl im vorderen Drittel
- Füße stehen geschlossen am Boden
- Beine sind leicht gestreckt
- Arme hängen neben dem Körper

Wiederholungszahl
- 3 ×

Ausführung
- Rücken strecken
- Kopf lang nach oben herausdehnen
- nun: den Körper in den Hüftgelenken nach vorn beugen
- Hände flach auf die Schienbeine legen
- Hände gegen die Schienbeine drücken
- einen Augenblick diese Position halten
- Körper aufrichten
- Spannung lösen

Tipps und Fallen
- Rücken gerade halten
- weiteratmen

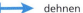 dehnen   drücken    stemmen

4. Übung

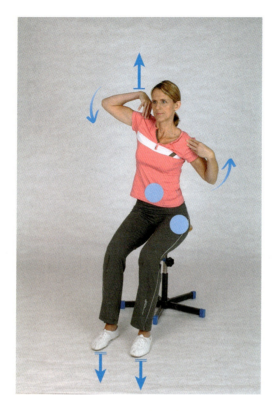

Ausgangsstellung
- Sitz auf dem Stuhl im vorderen Drittel
- Füße stehen hüftbreit parallel am Boden
- Arme hängen neben dem Körper

Wiederholungszahl
- einige × die Schultern kreisen

Ausführung
- Füße in den Boden stemmen
- Gesäßmuskeln spannen
- Bauch einziehen
- Rücken strecken
- Kopf lang nach oben herausdehnen
- Kinn etwas zur Brust ziehen
- nun: Hände an die Schultern nehmen
- Schultern gegeneinander kreisen
- vorwärts und rückwärts kreisen
- Arme senken
- Spannung lösen

Tipps und Fallen
- nach vorn schauen
- weiteratmen

 Bewegungsrichtung   spannen   strecken

5. Übung

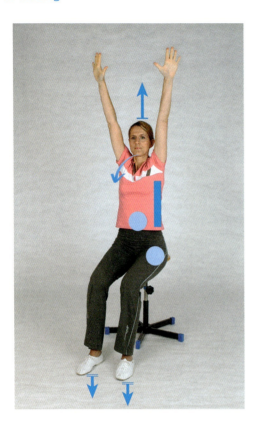
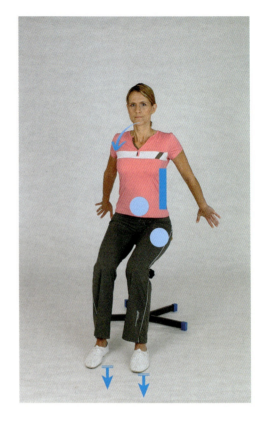

Ausgangsstellung
- Sitz auf dem Stuhl im vorderen Drittel
- Füße stehen hüftbreit parallel am Boden
- Arme hängen neben dem Körper

Wiederholungszahl
- 5×

Ausführung
- Füße in den Boden stemmen
- Gesäßmuskeln spannen
- Bauch einziehen
- Rücken strecken

- Kopf lang nach oben herausdehnen
- Kinn etwas zur Brust ziehen
- nun: Fäuste zur Schulter nehmen
- Arme nach oben strecken
- Hände öffnen, Finger spreizen
- Fäuste zur Schulter nehmen
- Arme nach unten strecken
- Hände öffnen, Finger spreizen
- Spannung lösen

Tipps und Fallen
- Arme langsam strecken, nicht schleudern
- weiteratmen

 dehnen   drücken   stemmen

6. Übung

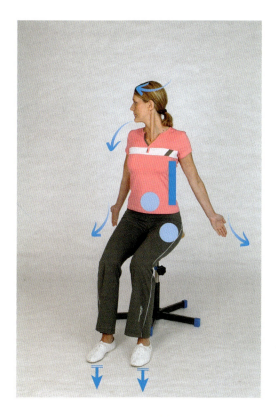

Ausgangsstellung
- Sitz auf dem Stuhl im vorderen Drittel
- Füße stehen hüftbreit parallel am Boden
- Arme hängen neben dem Körper

Wiederholungszahl
- 2 × jede Seite üben

Ausführung
- Füße in den Boden stemmen
- Gesäßmuskeln spannen
- Bauch einziehen
- Rücken strecken
- Kopf lang nach oben herausdehnen
- Kinn etwas zur Brust ziehen
- nun: Arme nach außen drehen
- Daumen zeigen nach hinten
- Schulterblätter an die Wirbelsäule ziehen
- Kopf ein wenig nach rechts drehen
- Kopf zur rechten Brust senken
- einen Augenblick die Position halten
- Kopf anheben, zurückdrehen
- Spannung lösen

Tipps und Fallen
- nur den Kopf senken
- Rücken gerade halten
- weiteratmen

 Bewegungsrichtung   spannen   strecken

7. Übung

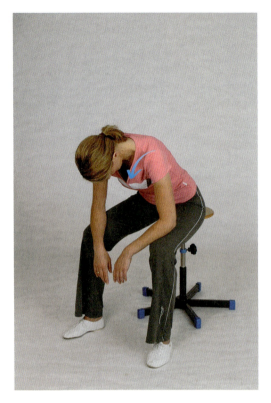

Ausgangsstellung
- Sitz auf dem Stuhl
- Füße stehen etwas über Hüftbreite am Boden
- Arme hängen neben dem Körper

Wiederholungszahl
- 1 × üben

Ausführung
- Oberkörper nach vorn beugen
- Unterarme auf die Oberschenkel legen
- Hände baumeln lassen
- Kopf senken, Augen schließen
- nun: entspannen Sie für einen kurzen Augenblick
- beobachten Sie Ihre Atmung (den eigenen Rhythmus Ihrer Atmung)
- schicken Sie Ihre Gedanken in die Zauberwelt der Märchen und vergessen Sie einen Augenblick die Außenwelt
- langsam aufrichten
- rekeln, gähnen und dehnen

Tipps und Fallen
- nicht das Rekeln und Dehnen vergessen

 dehnen   drücken   stemmen

KAPITEL
23 Übungstag 23

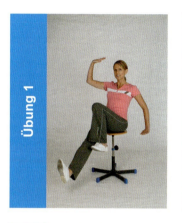
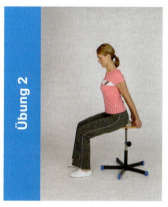
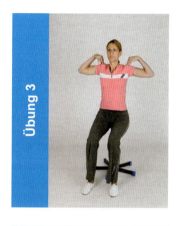
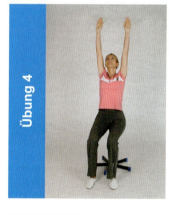
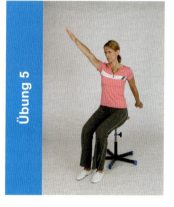
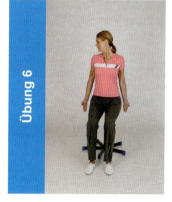
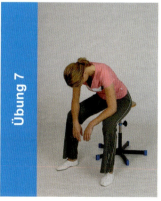

1. Übung

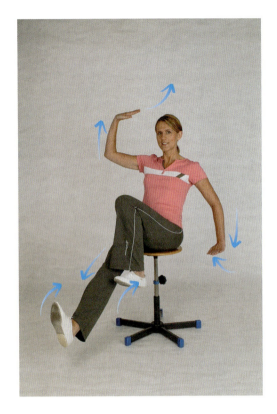

Ausgangsstellung
- Sitz auf dem Stuhl
- Arme hängen neben dem Körper

Wiederholungszahl
- einige × üben

Ausführung
- Arme und Beine entgegengesetzt bewegen:
- linkes Bein beugen, Fußspitze hochziehen
- rechten Arm nach oben strecken
- Handfläche ist zur Decke gerichtet
- rechtes Bein vorstrecken, Fußspitze hochziehen
- linken Arm nach unten strecken
- Handfläche ist zum Boden gerichtet
- Arme und Beine wechseln, dabei rekeln, dehnen, stöhnen und gähnen

Tipps und Fallen
- weiteratmen

→ dehnen →| drücken |→ stemmen

2. Übung

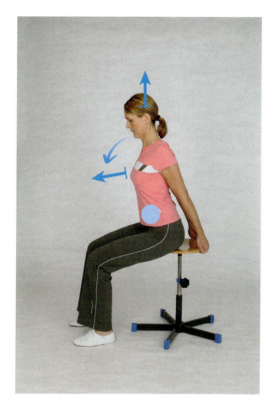

Ausgangsstellung
- Sitz auf dem Stuhl im vorderen Drittel
- Füße stehen hüftbreit parallel am Boden
- Arme hängen neben dem Körper

Wiederholungszahl
- 3 ×

Ausführung
- Dehnübung
- Hände umfassen den Stuhlsitz oder die Stuhllehne
- Bauch einziehen
- Kopf lang nach oben herausdehnen
- Kinn etwas zur Brust ziehen
- nun: den Körper mit geradem Rücken etwas nach vorn neigen
- einen Augenblick diese Position halten
- Oberkörper aufrichten
- Hände lösen
- Spannung lösen

Tipps und Fallen
- den Körper aus den Hüftgelenken vorbeugen
- Rücken gerade halten
- weiteratmen

 Bewegungsrichtung   spannen   strecken

3. Übung

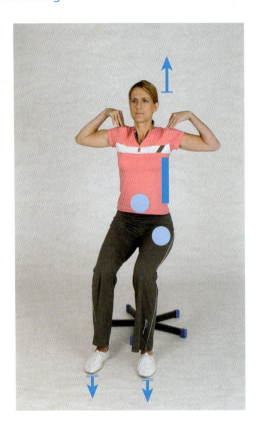
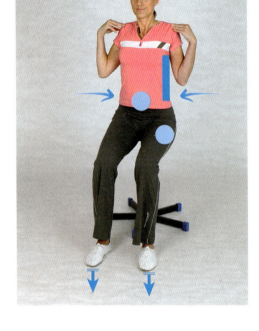

Ausgangsstellung
- Sitz auf dem Stuhl im vorderen Drittel
- Füße stehen hüftbreit parallel am Boden
- Arme hängen neben dem Körper

Wiederholungszahl
- 5 ×

Ausführung
- Füße in den Boden stemmen
- Gesäßmuskeln spannen
- Bauch einziehen
- Rücken strecken

- Kopf lang nach oben herausdehnen
- Kinn etwas zur Brust ziehen
- nun: Hände an die Schultern nehmen
- Ellbogen mit Spannung an den Körper heranziehen
- Arme gegen den Körper drücken
- einen Augenblick die Position halten
- Arme senken
- Spannung lösen

Tipps und Fallen
- nicht die Schultern hochziehen
- weiteratmen

 dehnen   drücken   stemmen

4. Übung

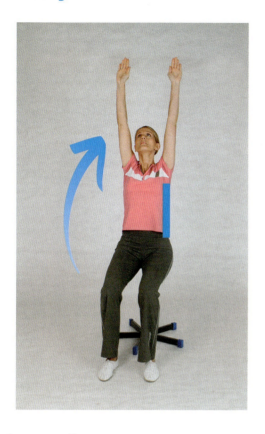 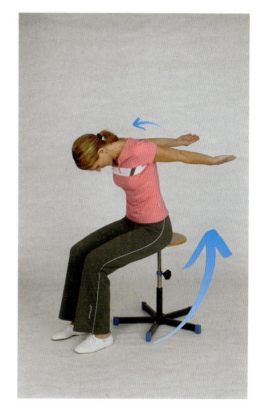

Ausgangsstellung
- Sitz auf dem Stuhl im vorderen Drittel
- Füße stehen hüftbreit parallel am Boden
- Arme hängen neben dem Körper

Wiederholungszahl
- einige × die Arme schwingen

Ausführung
- Arme nach oben schwingen: Rücken strecken
- Arme nach hinten schwingen: Rücken beugen
- Hände oben: anschauen
- Hände hinten: Bauch anschauen

Tipps und Fallen
- die Arme nicht über den Kopf nach hinten schwingen
- weiteratmen

 Bewegungsrichtung   spannen   strecken

5. Übung

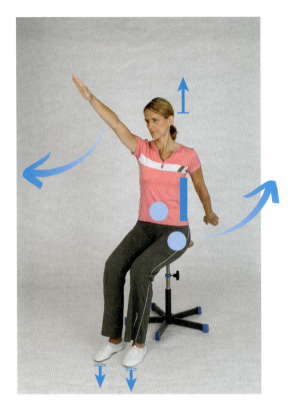

Ausgangsstellung
- Sitz auf dem Stuhl im vorderen Drittel
- Füße stehen hüftbreit parallel am Boden
- Arme hängen neben dem Körper

Wiederholungszahl
- einige × die Arme schwingen

Ausführung
- Füße in den Boden stemmen
- Gesäßmuskeln spannen
- Bauch einziehen
- Rücken strecken
- Kopf lang nach oben herausdehnen
- Kinn etwas zur Brust ziehen
- nun: Arme im Wechsel vor- und zurückschwingen

Tipps und Fallen
- beim Schwingen der Arme die Körperspannung halten
- weiteratmen

 dehnen   drücken   stemmen

6. Übung

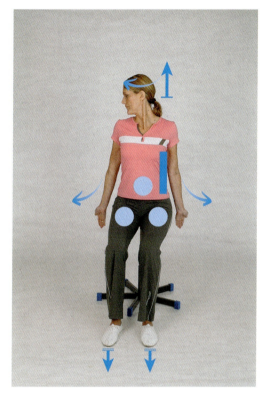

Ausgangsstellung
- Sitz auf dem Stuhl im vorderen Drittel
- Füße stehen hüftbreit parallel am Boden
- Arme hängen neben dem Körper

Wiederholungszahl
- 2 × jede Seite üben

Ausführung
- Füße in den Boden stemmen
- Gesäßmuskeln spannen
- Bauch einziehen
- Rücken strecken
- Kopf lang nach oben herausdehnen
- Kinn etwas zur Brust ziehen
- nun: Arme nach außen drehen
- Daumen zeigen nach hinten
- Schulterblätter an die Wirbelsäule ziehen
- Kopf langsam nach rechts drehen
- über die Schulter nach hinten schauen
- einen Augenblick die Position halten
- Kopf langsam zurückdrehen
- Spannung lösen

Tipps und Fallen
- weiteratmen

 Bewegungsrichtung   spannen   strecken

7. Übung

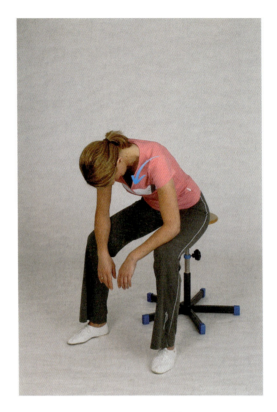

Ausgangsstellung
- Sitz auf dem Stuhl
- Füße stehen etwas über Hüftbreite am Boden
- Arme hängen neben dem Körper

Wiederholungszahl
- 1 × üben

Ausführung
- Oberkörper nach vorn beugen
- Unterarme auf die Oberschenkel legen
- Hände baumeln lassen
- Kopf senken, Augen schließen
- nun: entspannen Sie für einen kurzen Augenblick
- beobachten Sie Ihre Atmung (den eigenen Rhythmus Ihrer Atmung)
- schicken Sie Ihre Gedanken in die Zauberwelt der Märchen und vergessen Sie einen Augenblick die Außenwelt
- langsam aufrichten
- rekeln, gähnen und dehnen

Tipps und Fallen
- nicht das Rekeln und Dehnen vergessen

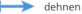 dehnen   drücken    stemmen

KAPITEL
24 Übungstag 24

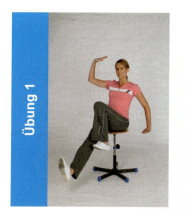
Übung 1

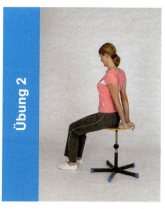
Übung 2

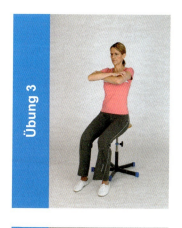
Übung 3

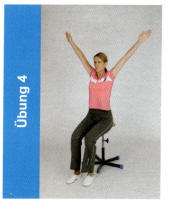
Übung 4

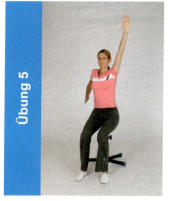
Übung 5

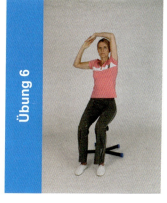
Übung 6

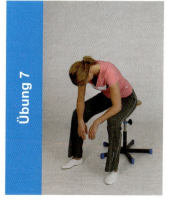
Übung 7

1. Übung

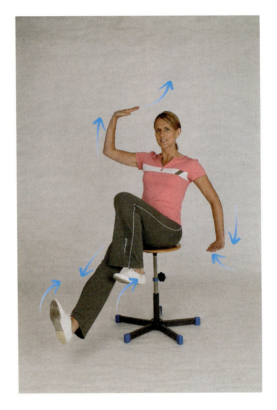

Ausgangsstellung
- Sitz auf dem Stuhl
- Arme hängen neben dem Körper

Wiederholungszahl
- einige × üben

Ausführung
- Arme und Beine entgegengesetzt bewegen:
- linkes Bein beugen, Fußspitze hochziehen
- rechten Arm nach oben strecken
- Handfläche ist zur Decke gerichtet
- rechtes Bein vorstrecken, Fußspitze hochziehen
- linken Arm nach unten strecken
- Handfläche ist zum Boden gerichtet
- Arme und Beine wechseln, dabei rekeln, dehnen, stöhnen und gähnen

Tipps und Fallen
- weiteratmen

2. Übung

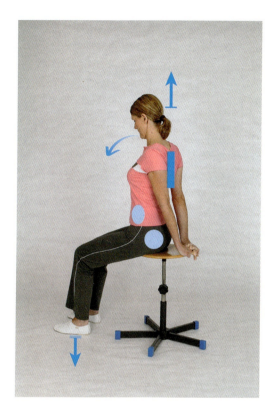

Ausgangsstellung
- Sitz auf dem Stuhl im vorderen Drittel
- Füße stehen hüftbreit parallel am Boden
- Arme hängen neben dem Körper

Wiederholungszahl
- 3 ×

Ausführung
- Dehnübung
- Füße in den Boden stemmen
- Gesäßmuskeln spannen
- Bauch einziehen
- Rücken strecken
- Kopf lang nach oben herausdehnen
- Kinn etwas zur Brust ziehen
- nun: Hände hinter dem Rücken falten
- Handflächen zum Stuhlsitz drehen
- Arme strecken
- Schulterblätter an die Wirbelsäule ziehen
- einen Augenblick die Position halten
- Hände umdrehen
- Spannung lösen

Tipps und Fallen
- Rücken gerade halten
- weiteratmen

 Bewegungsrichtung   ● spannen   ▬ strecken

3. Übung

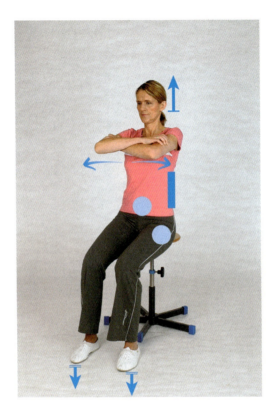

Ausgangsstellung
- Sitz auf dem Stuhl im vorderen Drittel
- Füße stehen hüftbreit parallel am Boden
- Arme hängen neben dem Körper

Wiederholungszahl
- 2 × jede Seite üben

Ausführung
- Füße in den Boden stemmen
- Gesäßmuskeln spannen
- Bauch einziehen
- Rücken strecken
- Kopf lang nach oben herausdehnen
- Kinn etwas zur Brust ziehen
- nun: Arme vor der Brust verschränken
- linke Hand zieht den rechten Oberarm nach links
- der rechte Arm gibt Widerstand
- einen Augenblick die Position halten
- Spannung lösen

Tipps und Fallen
- gerade sitzen bleiben
- weiteratmen

4. Übung

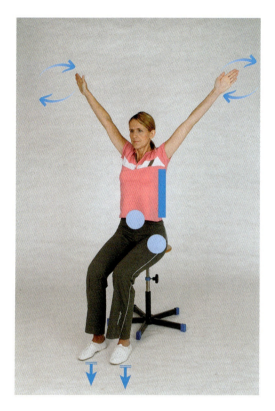

Ausgangsstellung
- Sitz auf dem Stuhl im vorderen Drittel
- Füße stehen hüftbreit parallel am Boden
- Arme hängen neben dem Körper

Wiederholungszahl
- einige × die Arme kreisen

Ausführung
- Füße in den Boden stemmen
- Gesäßmuskeln spannen
- Bauch einziehen
- Rücken strecken
- Kopf gerade halten
- nun: beide Arme im großen Kreis von vorn nach hinten führen
- Arme auspendeln
- Spannung lösen

Tipps und Fallen
- gerade sitzen bleiben
- weiteratmen

 Bewegungsrichtung   spannen ▬▬ strecken

5. Übung

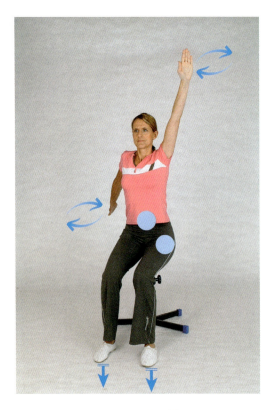

Ausgangsstellung
- Sitz auf dem Stuhl im vorderen Drittel
- Füße stehen hüftbreit parallel am Boden
- Arme hängen neben dem Körper

Wiederholungszahl
- einige × die Arme kreisen

Ausführung
- Füße in den Boden stemmen
- nun: rechten Arm nach hinten kreisen
- linken Arm nach vorn kreisen
- der Oberkörper macht die Bewegung mit
- Arme auspendeln
- Spannung lösen

Tipps und Fallen
- der Kopf bleibt gerade
- nach vorn schauen
- weiteratmen

→ dehnen   →| drücken |→ stemmen

6. Übung

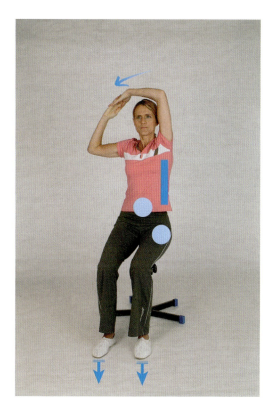

Ausgangsstellung
- Sitz auf dem Stuhl im vorderen Drittel
- Füße stehen hüftbreit parallel am Boden
- Arme hängen neben dem Körper

Wiederholungszahl
- 2 × jede Seite üben

Ausführung
- Füße in den Boden stemmen
- Gesäßmuskeln spannen
- Bauch einziehen
- Rücken strecken
- Kopf lang nach oben herausdehnen
- Kinn etwas zur Brust ziehen
- nun: Hände über dem Kopf falten
- rechte Hand zieht den linken Arm zur rechten Seite, bis der Oberarm den Kopf berührt
- einen Augenblick diese Position halten
- Arme senken
- Spannung lösen

Tipps und Fallen
- Rücken gerade halten
- nicht zur Seite neigen
- weiteratmen

 Bewegungsrichtung   spannen   strecken

7. Übung

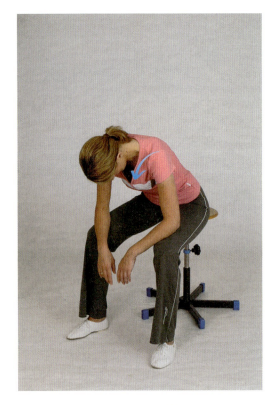

Ausgangsstellung
- Sitz auf dem Stuhl
- Füße stehen etwas über Hüftbreite am Boden
- Arme hängen neben dem Körper

Wiederholungszahl
- 1 × üben

Ausführung
- Oberkörper nach vorn beugen
- Unterarme auf die Oberschenkel legen
- Hände baumeln lassen
- Kopf senken, Augen schließen
- nun: entspannen Sie für einen kurzen Augenblick
- beobachten Sie Ihre Atmung (den eigenen Rhythmus Ihrer Atmung)
- schicken Sie Ihre Gedanken in die Zauberwelt der Märchen und vergessen Sie einen Augenblick die Außenwelt
- langsam aufrichten
- rekeln, gähnen und dehnen

Tipps und Fallen
- nicht das Rekeln und Dehnen vergessen

→ dehnen   →| drücken |→ stemmen

KAPITEL

25 Übungstag 25

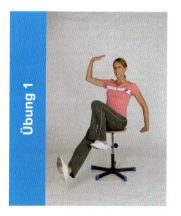
Übung 1

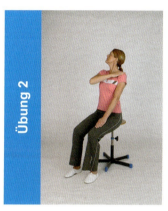
Übung 2

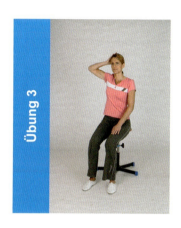
Übung 3

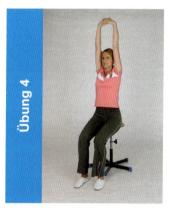
Übung 4

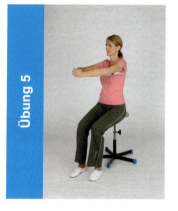
Übung 5

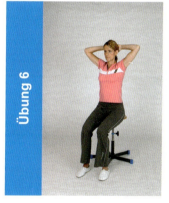
Übung 6

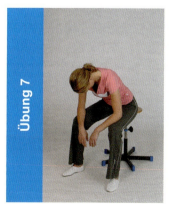
Übung 7

1. Übung

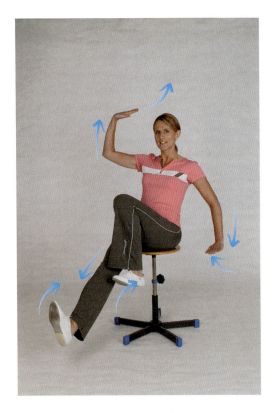

Ausgangsstellung
- Sitz auf dem Stuhl
- Arme hängen neben dem Körper

Wiederholungszahl
- einige × üben

Ausführung
- Arme und Beine entgegengesetzt bewegen:
- linkes Bein beugen, Fußspitze hochziehen
- rechten Arm nach oben strecken
- Handfläche ist zur Decke gerichtet
- rechtes Bein vorstrecken, Fußspitze hochziehen
- linken Arm nach unten strecken
- Handfläche ist zum Boden gerichtet
- Arme und Beine wechseln, dabei rekeln, dehnen, stöhnen und gähnen

Tipps und Fallen
- weiteratmen

 dehnen   drücken    stemmen

2. Übung

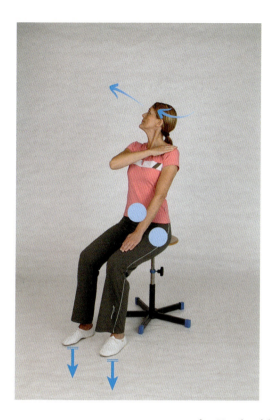

Ausgangsstellung
- Sitz auf dem Stuhl im vorderen Drittel
- Füße stehen hüftbreit parallel am Boden
- Arme hängen neben dem Körper

Wiederholungszahl
- 2 × jede Seite üben

Ausführung
- Dehnübung
- Füße in den Boden stemmen
- Gesäßmuskeln spannen
- Bauch einziehen
- Rücken strecken

- nun: rechte Hand auf die linke Schulter legen
- Kopf etwas nach hinten neigen und zur Seite drehen
- nach hinten oben schauen
- einen Augenblick die Position halten
- Kopf zurückdrehen
- Arm senken
- Spannung lösen

Tipps und Fallen
- die Schulter dreht nicht mit, die Hand fixiert die Schulter
- weiteratmen

 Bewegungsrichtung   spannen   strecken

3. Übung

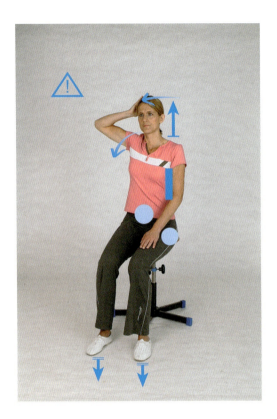

Ausgangsstellung
- Sitz auf dem Stuhl im vorderen Drittel
- Füße stehen hüftbreit parallel am Boden
- Hände liegen auf den Oberschenkeln

Wiederholungszahl
- 2 × jede Seite üben

Ausführung
- Füße in den Boden stemmen
- Gesäßmuskeln spannen
- Bauch einziehen
- Rücken strecken
- Kopf lang nach oben herausdehnen
- Kinn etwas zur Brust ziehen
- nun: rechte Hand über dem Ohr an den Kopf legen
- Kopf vorsichtig gegen die Hand drücken
- Hand gibt Widerstand
- einen Augenblick die Position halten
- Spannung lösen

Tipps und Fallen
- Kopf nicht zur Seite neigen
- Kopf in Mittelstellung halten
- nach vorn schauen
- weiteratmen

 dehnen   drücken   stemmen

4. Übung

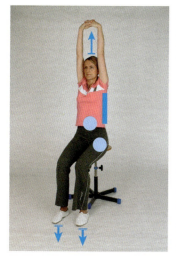
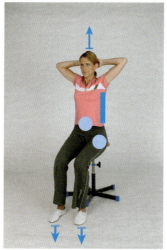
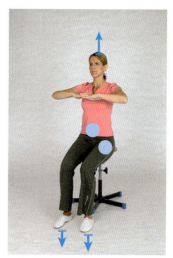

Ausgangsstellung
- Sitz auf dem Stuhl im vorderen Drittel
- Füße stehen hüftbreit parallel am Boden
- Arme hängen neben dem Körper

Wiederholungszahl
- einige ×

Ausführung
- Füße in den Boden stemmen
- Gesäßmuskeln spannen
- Bauch einziehen
- Rücken strecken
- Kopf lang nach oben herausdehnen
- Kinn etwas zur Brust ziehen
- nun: Arme über den Kopf strecken
- Hände falten
- Hände hinter den Kopf ziehen
- Arme strecken
- Hände vor die Brust senken
- Hände lösen, Arme senken
- Spannung lösen

Tipps und Fallen
- gerade sitzen bleiben
- langsam üben
- weiteratmen

 Bewegungsrichtung   spannen   ▬ strecken

5. Übung

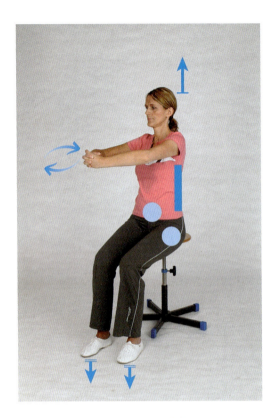

Ausgangsstellung
- Sitz auf dem Stuhl im vorderen Drittel
- Füße stehen hüftbreit parallel am Boden
- Arme hängen neben dem Körper

Wiederholungszahl
- einige × die Arme kreisen

Ausführung
- Füße in den Boden stemmen
- Gesäßmuskeln spannen
- Bauch einziehen
- Rücken strecken
- Kopf lang nach oben herausdehnen
- Kinn etwas zur Brust ziehen
- nun: Hände falten, Arme nach vorn, nach rechts und links kreisen
- Arme senken
- Spannung lösen

Tipps und Fallen
- gerade sitzen bleiben
- weiteratmen

 dehnen   drücken   stemmen

6. Übung

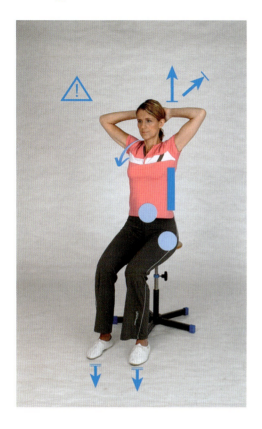
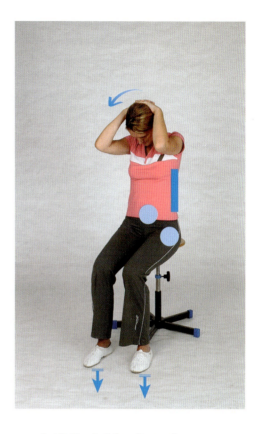

Ausgangsstellung
- Sitz auf dem Stuhl im vorderen Drittel
- Füße stehen hüftbreit parallel am Boden
- Arme hängen neben dem Körper

Wiederholungszahl
- 3 ×

Ausführung
- Füße in den Boden stemmen
- Gesäßmuskeln spannen
- Bauch einziehen
- Rücken strecken
- Kopf lang nach oben herausdehnen
- Kinn etwas zur Brust ziehen

- nun: beide Hände falten, hinter den Kopf nehmen
- Kopf vorsichtig gegen die Hände drücken
- einen Augenblick die Position halten
- Spannung lösen
- Kopf langsam nach vorn beugen
- Rücken bleibt gerade
- einen Augenblick die Position halten
- Kopf anheben, Arme senken

Tipps und Fallen
- nicht mit den Händen den Kopf nach vorn oder unten drücken
- weiteratmen

 Bewegungsrichtung   spannen   strecken

7. Übung

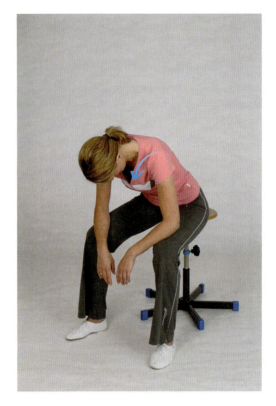

Ausgangsstellung
- Sitz auf dem Stuhl
- Füße stehen etwas über Hüftbreite am Boden
- Arme hängen neben dem Körper

Wiederholungszahl
- 1 × üben

Ausführung
- Oberkörper nach vorn beugen
- Unterarme auf die Oberschenkel legen
- Hände baumeln lassen
- Kopf senken, Augen schließen
- nun: entspannen Sie für einen kurzen Augenblick
- beobachten Sie Ihre Atmung (den eigenen Rhythmus Ihrer Atmung)
- schicken Sie Ihre Gedanken in die Zauberwelt der Märchen und vergessen Sie einen Augenblick die Außenwelt
- langsam aufrichten
- rekeln, gähnen und dehnen

Tipps und Fallen
- nicht das Rekeln und Dehnen vergessen

 dehnen   drücken   stemmen

KAPITEL 26
Übungstag 26

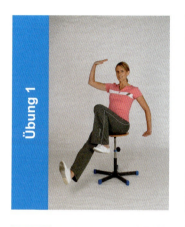
Übung 1

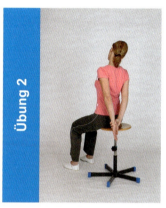
Übung 2

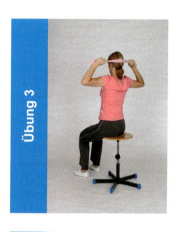
Übung 3

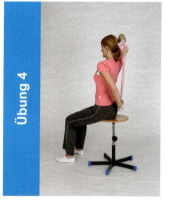
Übung 4

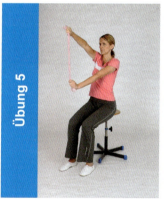
Übung 5

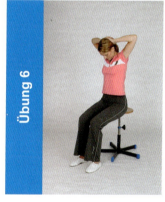
Übung 6

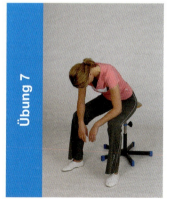
Übung 7

1. Übung

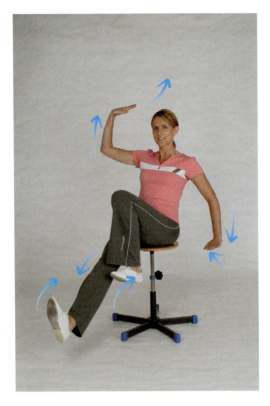

Ausgangsstellung
- Sitz auf dem
- Arme hängen neben dem Körper

Wiederholungszahl
- einige × üben

Ausführung
- Arme und Beine entgegengesetzt bewegen:
- linkes Bein beugen, Fußspitze hochziehen
- rechten Arm nach oben strecken
- Handfläche ist zur Decke gerichtet
- rechtes Bein vorstrecken, Fußspitze hochziehen
- linken Arm nach unten strecken
- Handfläche ist zum Boden gerichtet
- Arme und Beine wechseln, dabei rekeln, dehnen, stöhnen und gähnen

Tipps und Fallen
- weiteratmen

 dehnen   drücken stemmen

2. Übung

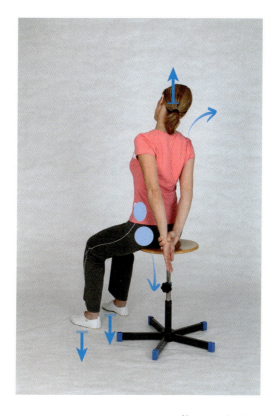

Ausgangsstellung
- Sitz auf dem Stuhl im vorderen Drittel
- Füße stehen hüftbreit parallel am Boden
- Arme hängen neben dem Körper

Wiederholungszahl
- 2 × jede Seite üben

Ausführung
- Dehnübung
- Füße in den Boden stemmen
- Gesäßmuskeln spannen
- Bauch einziehen
- Rücken strecken
- Kopf lang nach oben herausdehnen
- Kinn etwas zur Brust ziehen
- nun: rechte Hand fasst linken Unterarm hinter dem Rücken
- Kopf nach rechts neigen
- linken Arm vorsichtig nach unten ziehen
- einen Augenblick die Position halten
- Kopf in Mittelstellung nehmen
- Spannung lösen

Tipps und Fallen
- Rücken gerade halten
- Körper nicht zur Seite neigen
- weiteratmen

 Bewegungsrichtung   spannen   ▬ strecken

3. Übung

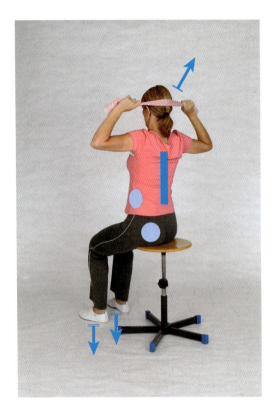

Ausgangsstellung
- Sitz auf dem Stuhl im vorderen Drittel
- Füße stehen hüftbreit parallel am Boden
- Arme hängen neben dem Körper

Wiederholungszahl
- 3 ×

Ausführung
- Füße in den Boden stemmen
- Gesäßmuskeln spannen
- Bauch einziehen
- Rücken strecken
- Handtuch oder Schal um den Hinterkopf legen
- Handtuch an beiden Enden festhalten
- nun: Hinterkopf gegen den Widerstand des Handtuches lang herausdehnen
- einen Augenblick diese Position halten
- Spannung lösen

Tipps und Fallen
- Kopf in Mittelstellung halten
- nach vorn schauen
- weiteratmen

 dehnen drücken stemmen

4. Übung

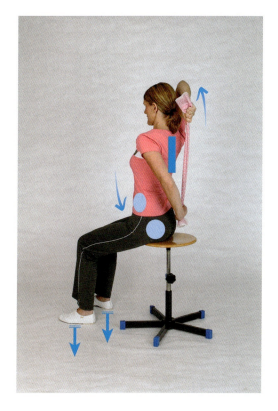

Ausgangsstellung
- Sitz auf dem Stuhl im vorderen Drittel
- Füße stehen hüftbreit parallel am Boden
- Arme hängen neben dem Körper

Wiederholungszahl
- einige × das Handtuch hoch und runter ziehen

Ausführung
- Füße in den Boden stemmen
- Gesäßmuskeln spannen
- Bauch einziehen
- Rücken strecken
- Kopf gerade halten
- nun: Handtuch oder Schal hinter dem Kopf und Rücken fassen
- das Handtuch langsam nach oben und unten ziehen
- Arme senken
- Spannung lösen

Tipps und Fallen
- gerade sitzen bleiben
- weiteratmen

 Bewegungsrichtung spannen strecken

5. Übung

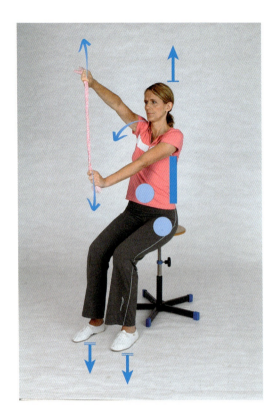

Ausgangsstellung
- Sitz auf dem Stuhl im vorderen Drittel
- Füße stehen hüftbreit parallel am Boden
- Arme hängen neben dem Körper

Wiederholungszahl
- einige × die Arme bewegen

Ausführung
- Füße in den Boden stemmen
- Gesäßmuskeln spannen
- Bauch einziehen
- Rücken strecken
- Kopf lang nach oben herausdehnen
- Kinn etwas zur Brust ziehen
- nun: Handtuch oder Schal in Schulterbreite fassen
- Arme strecken
- rechte Hand nach oben halten
- linke Hand nach unten halten
- Arme im Wechsel auf und ab bewegen
- Arme senken
- Spannung lösen

Tipps und Fallen
- das Handtuch bleibt gespannt
- weiteratmen

 dehnen   drücken   stemmen

6. Übung

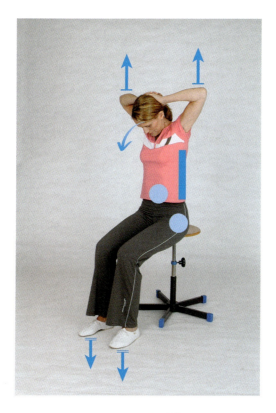

Ausgangsstellung
- Sitz auf dem Stuhl im vorderen Drittel
- Füße stehen hüftbreit parallel am Boden
- Arme hängen neben dem Körper

Wiederholungszahl
- 3 ×

Ausführung
- Dehnübung
- Füße in den Boden stemmen
- Gesäßmuskeln spannen
- Bauch einziehen
- Rücken strecken
- nun: Hände falten und hinter den Kopf legen
- Kopf senken beide Ellbogen nach oben herausdehnen
- einen Augenblick die Position halten
- Kopf anheben, Arme senken
- Spannung lösen

Tipps und Fallen
- nicht die Hände auf den Kopf drücken
- nur den Kopf senken
- Rücken gerade halten
- weiteratmen

 Bewegungsrichtung   spannen   strecken

7. Übung

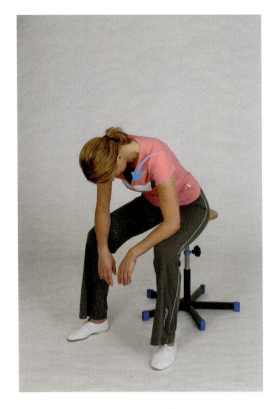

Ausgangsstellung
- Sitz auf dem Stuhl
- Füße stehen etwas über Hüftbreite am Boden
- Arme hängen neben dem Körper

Wiederholungszahl
- 1 ×

Ausführung
- Oberkörper nach vorn beugen
- Unterarme auf die Oberschenkel legen
- Hände baumeln lassen
- Kopf senken, Augen schließen
- nun: entspannen Sie für einen kurzen Augenblick
- beobachten Sie Ihre Atmung (den eigenen Rhythmus Ihrer Atmung)
- schicken Sie Ihre Gedanken in die Zauberwelt der Märchen und vergessen Sie einen Augenblick die Außenwelt
- langsam aufrichten
- rekeln, gähnen und dehnen

Tipps und Fallen
- nicht das Rekeln und Dehnen vergessen

 dehnen   drücken   stemmen

KAPITEL
27 Übungstag 27

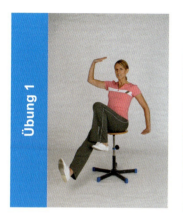
Übung 1

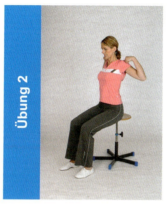
Übung 2

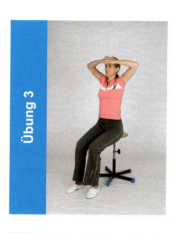
Übung 3

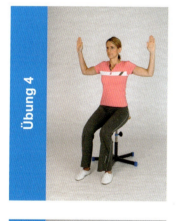
Übung 4

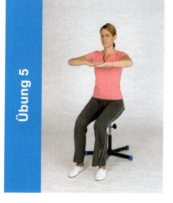
Übung 5

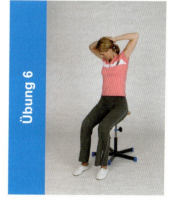
Übung 6

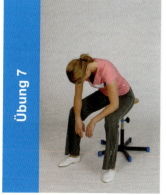
Übung 7

1. Übung

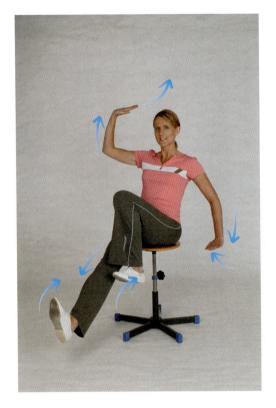

Ausgangsstellung
- Sitz auf dem Stuhl
- Arme hängen neben dem Körper

Wiederholungszahl
- einige × üben

Ausführung
- Arme und Beine entgegengesetzt bewegen:
- linkes Bein beugen, Fußspitze hochziehen
- rechten Arm nach oben strecken
- Handfläche ist zur Decke gerichtet
- rechtes Bein vorstrecken, Fußspitze hochziehen
- linken Arm nach unten strecken
- Handfläche ist zum Boden gerichtet
- Arme und Beine wechseln, dabei rekeln, dehnen, stöhnen und gähnen

Tipps und Fallen
- weiteratmen

→ dehnen   → drücken   → stemmen

2. Übung

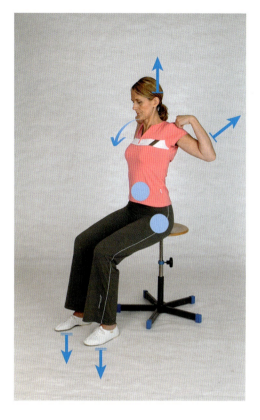 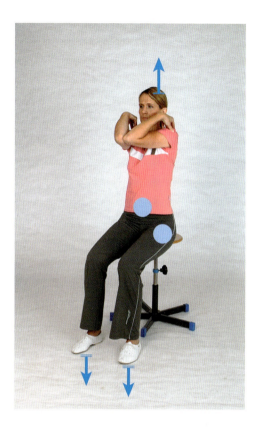

Ausgangsstellung
- Sitz auf dem Stuhl im vorderen Drittel
- Füße stehen hüftbreit parallel am Boden
- Arme hängen neben dem Körper

Wiederholungszahl
- 3 ×

Ausführung
- Dehnübung
- Füße in den Boden stemmen
- Gesäßmuskeln spannen
- Bauch einziehen

- Kopf lang nach oben herausdehnen
- Kinn etwas zur Brust ziehen
- nun: Fäuste an die Schultern nehmen
- Ellbogen in Schulterhöhe nach hinten dehnen
- einen Augenblick die Position halten
- Hände auf die Schultern legen
- Ellbogen in Schulterhöhe zusammenführen
- einen Augenblick die Position halten
- Arme senken, Spannung lösen

Tipps und Fallen
- gerade sitzen bleiben
- weiteratmen

  Bewegungsrichtung   spannen   strecken

3. Übung

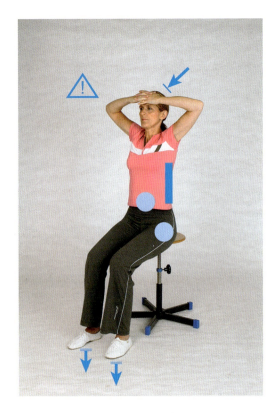

Ausgangsstellung
- Sitz auf dem Stuhl im vorderen Drittel
- Füße stehen hüftbreit parallel am Boden
- Arme hängen neben dem Körper

Wiederholungszahl
- 3 ×

Ausführung
- Füße in den Boden stemmen
- Gesäßmuskeln spannen
- Bauch einziehen
- Rücken strecken
- Kopf gerade halten
- nun: beide Hände falten
- Hände an die Stirn legen
- Kopf vorsichtig gegen die Hände drücken
- Hände geben Widerstand
- einen Augenblick diese Position halten
- Spannung lösen

Tipps und Fallen
- Kopf in Mittelstellung halten
- nicht den Kopf vorbeugen
- nach vorn schauen
- weiteratmen

 dehnen   drücken   stemmen

4. Übung

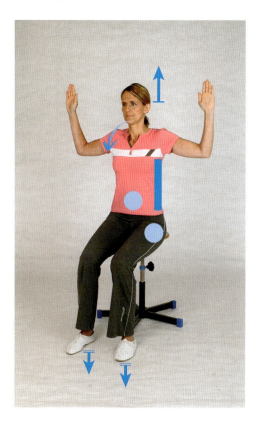
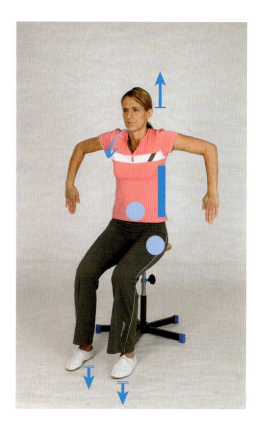

Ausgangsstellung
- Sitz auf dem Stuhl im vorderen Drittel
- Füße stehen hüftbreit parallel am Boden
- Arme hängen neben dem Körper

Wiederholungszahl
- einige ×

Ausführung
- Füße in den Boden stemmen
- Gesäßmuskeln spannen
- Bauch einziehen
- Rücken strecken
- Kopf lang nach oben herausdehnen
- Kinn etwas zur Brust ziehen
- nun: Hände überkreuz auf die Schultern legen
- dann Arme zur Seite führen
- Ellbogen beugen
- Hände zeigen nach oben
- Arme drehen, Hände zeigen nach unten
- Arme drehen, Hände zeigen nach oben
- Hände zurück auf die Schultern legen
- im Wechsel üben
- Arme senken, Spannung lösen

Tipps und Fallen
- nicht die Schultern hochziehen
- weiteratmen

 Bewegungsrichtung   spannen   strecken

5. Übung

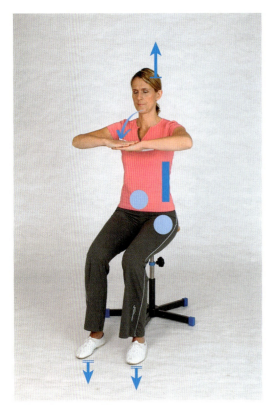
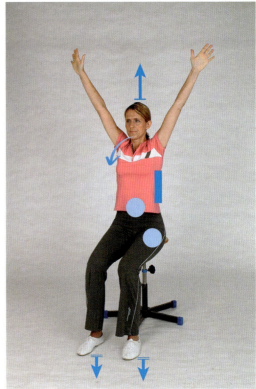

Ausgangsstellung
- Sitz auf dem Stuhl im vorderen Drittel
- Füße stehen hüftbreit parallel am Boden
- Arme hängen neben dem Körper

Wiederholungszahl
- einige ×

Ausführung
- Füße in den Boden stemmen
- Gesäßmuskeln spannen
- Bauch einziehen
- Rücken strecken
- Kopf lang nach oben herausdehnen
- Kinn etwas zur Brust ziehen
- nun: rechte Hand auf die linke Hand legen
- Arme in Brusthöhe anheben
- Arme nach oben strecken
- Finger spreizen
- Arme nach oben hinten dehnen
- Arme in Brusthöhe zurücknehmen
- linke Hand auf rechte Hand legen
- Arme wieder nach oben strecken
- im Wechsel üben
- Arme senken, Spannung lösen

Tipps und Fallen
- gerade sitzen bleiben
- weiteratmen

 dehnen   drücken   stemmen

6. Übung

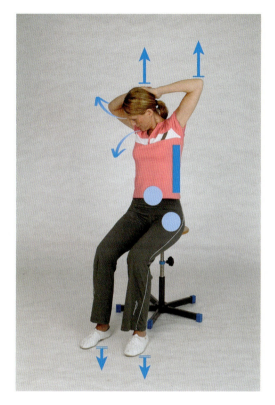

Ausgangsstellung
- Sitz auf dem Stuhl im vorderen Drittel
- Füße stehen hüftbreit parallel am Boden
- Arme hängen neben dem Körper

Wiederholungszahl
- 2 × jede Seite üben

Ausführung
- Dehnübung
- Füße in den Boden stemmen
- Gesäßmuskeln spannen
- Bauch einziehen
- Rücken strecken
- nun: Hände falten und hinter den Kopf legen
- Kopf etwas nach rechts drehen
- Kopf in Richtung rechte Brust senken
- Ellbogen nach oben herausdehnen
- einen Augenblick die Position halten
- Kopf anheben, zurückdrehen
- Arme senken, Spannung lösen

Tipps und Fallen
- nicht die Hände auf den Kopf drücken
- Rücken gerade halten
- weiteratmen

 Bewegungsrichtung   spannen   strecken

7. Übung

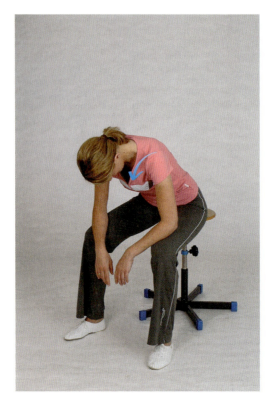

Ausgangsstellung
- Sitz auf dem Stuhl
- Füße stehen etwas über Hüftbreite am Boden
- Arme hängen neben dem Körper

Wiederholungszahl
- 1 × üben

Ausführung
- Oberkörper nach vorn beugen
- Unterarme auf die Oberschenkel legen
- Hände baumeln lassen
- Kopf senken, Augen schließen
- nun: entspannen Sie für einen kurzen Augenblick
- beobachten Sie Ihre Atmung (den eigenen Rhythmus Ihrer Atmung)
- schicken Sie Ihre Gedanken in die Zauberwelt der Märchen und vergessen Sie einen Augenblick die Außenwelt
- langsam aufrichten
- rekeln, gähnen und dehnen

Tipps und Fallen
- nicht das Rekeln und Dehnen vergessen

 dehnen   drücken  stemmen

KAPITEL
28 Übungstag 28

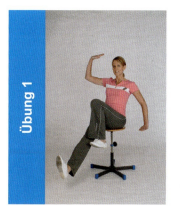
Übung 1

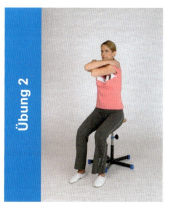
Übung 2

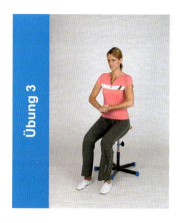
Übung 3

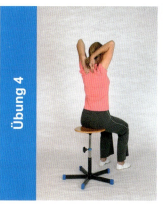
Übung 4

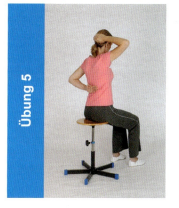
Übung 5

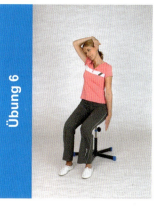
Übung 6

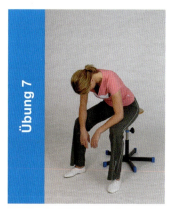
Übung 7

1. Übung

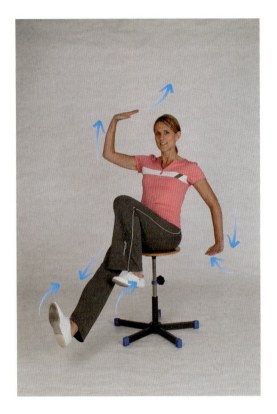

Ausgangsstellung
- Sitz auf dem Stuhl
- Arme hängen neben dem Körper

Wiederholungszahl
- einige × üben

Ausführung
- Arme und Beine entgegengesetzt bewegen:
- linkes Bein beugen, Fußspitze hochziehen
- rechten Arm nach oben strecken
- Handfläche ist zur Decke gerichtet
- rechtes Bein vorstrecken, Fußspitze hochziehen
- linken Arm nach unten strecken
- Handfläche ist zum Boden gerichtet
- Arme und Beine wechseln, dabei rekeln, dehnen, stöhnen und gähnen

Tipps und Fallen
- weiteratmen

 dehnen drücken stemmen

2. Übung

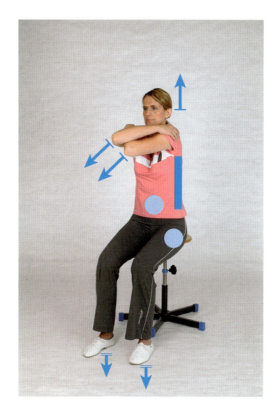

Ausgangsstellung
- Sitz auf dem Stuhl im vorderen Drittel
- Füße stehen hüftbreit parallel am Boden
- Arme hängen neben dem Körper

Wiederholungszahl
- 3 ×

Ausführung
- Dehnübung
- Füße in den Boden stemmen
- Gesäßmuskeln spannen
- Bauch einziehen
- Rücken strecken
- Kopf lang nach oben herausdehnen
- Kinn etwas zur Brust ziehen
- nun: mit beiden Händen um die Schultern fassen
- beide Ellbogen nach vorn dehnen
- einen Augenblick diese Position halten
- Arme senken
- Spannung lösen

Tipps und Fallen
- nicht nach vorn beugen
- gerade sitzen bleiben
- weiteratmen

Bewegungsrichtung   spannen   strecken

3. Übung

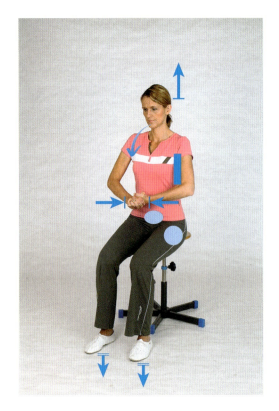

Ausgangsstellung
- Sitz auf dem Stuhl im vorderen Drittel
- Füße stehen hüftbreit parallel am Boden
- Arme hängen neben dem Körper

Wiederholungszahl
- 3 ×

Ausführung
- Füße in den Boden stemmen
- Gesäßmuskeln spannen
- Bauch einziehen
- Rücken strecken
- Kopf lang nach oben herausdehnen
- Kinn etwas zur Brust ziehen
- nun: Hände in Bauchnabelhöhe zusammenlegen
- Hände gegeneinander drücken
- einen Augenblick diese Position halten
- Arme senken
- Spannung lösen

Tipps und Fallen
- beim Drücken der Hände die Schulterblätter an die Wirbelsäule ziehen
- weiteratmen

 dehnen   drücken   stemmen

4. Übung

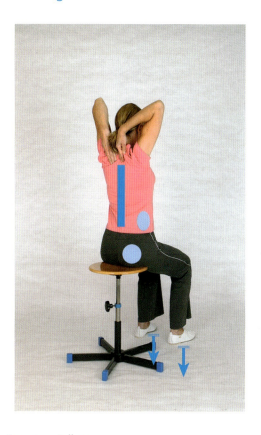
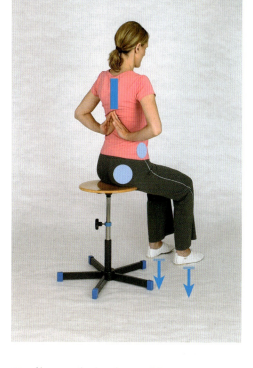

Ausgangsstellung
- Sitz auf dem Stuhl im vorderen Drittel
- Füße stehen hüftbreit parallel am Boden
- Arme hängen neben dem Körper

Wiederholungszahl
- einige ×

Ausführung
- Füße in den Boden stemmen
- Gesäßmuskeln spannen
- Bauch einziehen
- Rücken strecken

- Kopf lang nach oben herausdehnen
- Kinn etwas zur Brust ziehen
- nun: beide Hände über die Schultern geben
- Ellbogen zeigen nach oben
- beide Hände hinter den Rücken nehmen
- Finger berühren sich
- im Wechsel üben
- Arme senken
- Spannung lösen

Tipps und Fallen
- gerade sitzen bleiben
- weiteratmen

 Bewegungsrichtung spannen ▬ strecken

5. Übung

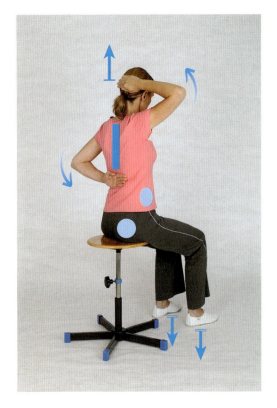

Ausgangsstellung
- Sitz auf dem Stuhl im vorderen Drittel
- Füße stehen hüftbreit parallel am Boden
- Arme hängen neben dem Körper

Wiederholungszahl
- einige ×

Ausführung
- Füße in den Boden stemmen
- Gesäßmuskeln spannen
- Bauch einziehen
- Rücken strecken
- Kopf lang nach oben herausdehnen
- Kinn etwas zur Brust ziehen
- nun: rechte Hand hinter den Kopf nehmen
- linke Hand hinter den Rücken nehmen
- dann linke Hand hinter den Kopf nehmen
- rechte Hand hinter den Rücken nehmen
- beide Arme im Wechsel üben
- Arme senken
- Spannung lösen

Tipps und Fallen
- gerade sitzen bleiben
- weiteratmen

 dehnen   drücken   stemmen

6. Übung

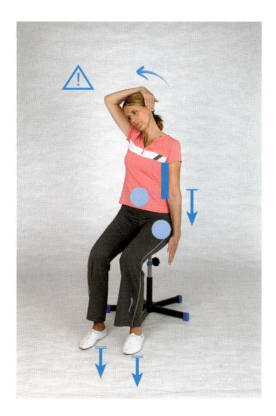

Ausgangsstellung
- Sitz auf dem Stuhl im vorderen Drittel
- Füße stehen hüftbreit parallel am Boden
- Arme hängen neben dem Körper

Wiederholungszahl
- 2 × jede Seite üben

Ausführung
- Füße in den Boden stemmen
- Gesäßmuskeln spannen
- Bauch einziehen
- Rücken strecken
- Kopf gerade halten

- nun: rechte Hand über den Kopf auf das linke Ohr legen
- Kopf vorsichtig nach rechts neigen
- linken Arm langsam nach unten dehnen
- einen Augenblick diese Position halten
- Kopf in Mittelstellung zurücknehmen
- Arm senken
- Spannung lösen

Tipps und Fallen
- nur den Kopf neigen
- gerade sitzen bleiben
- weiteratmen

 Bewegungsrichtung   spannen   strecken

7. Übung

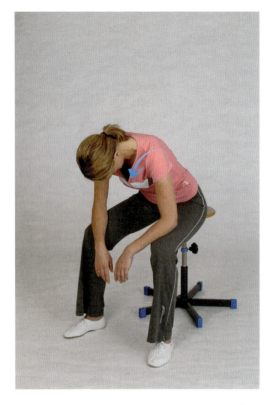

Ausgangsstellung
- Sitz auf dem Stuhl
- Füße stehen etwas über Hüftbreite am Boden
- Arme hängen neben dem Körper

Wiederholungszahl
- 1 × üben

Ausführung
- Oberkörper nach vorn beugen
- Unterarme auf die Oberschenkel legen
- Hände baumeln lassen
- Kopf senken, Augen schließen
- nun: entspannen Sie für einen kurzen Augenblick
- beobachten Sie Ihre Atmung (den eigenen Rhythmus Ihrer Atmung)
- schicken Sie Ihre Gedanken in die Zauberwelt der Märchen und vergessen Sie einen Augenblick die Außenwelt
- langsam aufrichten
- rekeln, gähnen und dehnen

Tipps und Fallen
- nicht das Rekeln und Dehnen vergessen

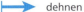 dehnen drücken stemmen

KAPITEL
29 Übungstag 29

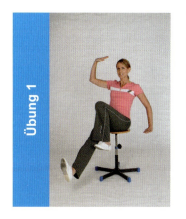
Übung 1

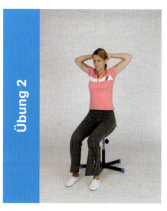
Übung 2

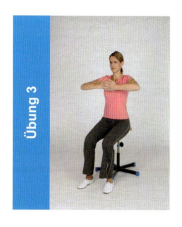
Übung 3

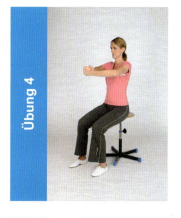
Übung 4

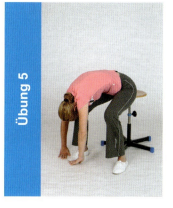
Übung 5

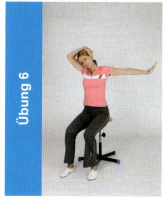
Übung 6

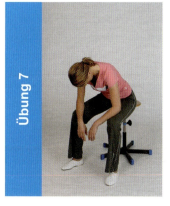
Übung 7

1. Übung

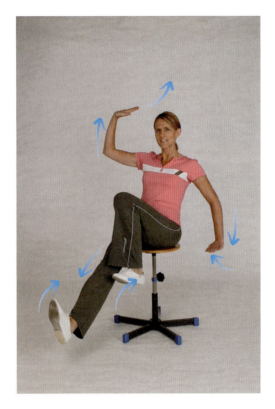

Ausgangsstellung
- Sitz auf dem Stuhl
- Arme hängen neben dem Körper

Wiederholungszahl
- einige × üben

Ausführung
- Arme und Beine entgegengesetzt bewegen
- linkes Bein beugen, Fußspitze hochziehen
- rechten Arm nach oben strecken
- Handfläche ist zur Decke gerichtet
- rechtes Bein vorstrecken, Fußspitze hochziehen
- linken Arm nach unten strecken
- Handfläche ist zum Boden gerichtet
- Arme und Beine wechseln, dabei rekeln, dehnen, stöhnen und gähnen

Tipps und Fallen
- weiteratmen

➡ dehnen   drücken   stemmen

2. Übung

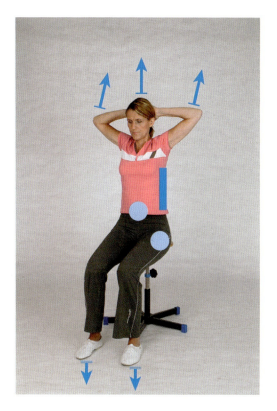

Ausgangsstellung
- Sitz auf dem Stuhl im vorderen Drittel
- Füße stehen hüftbreit parallel am Boden
- Arme hängen neben dem Körper

Wiederholungszahl
- 3 ×

Ausführung
- Dehnübung
- Füße in den Boden stemmen
- Gesäßmuskeln spannen
- Bauch einziehen
- Rücken strecken
- Kopf lang nach oben herausdehnen
- Kinn etwas zur Brust ziehen
- nun: Hände falten und hinter den Kopf nehmen
- Ellbogen nach hinten dehnen
- einen Augenblick die Position halten
- Arme senken
- Spannung lösen

Tipps und Fallen
- nicht die Hände auf den Kopf drücken
- weiteratmen

 Bewegungsrichtung spannen strecken

3. Übung

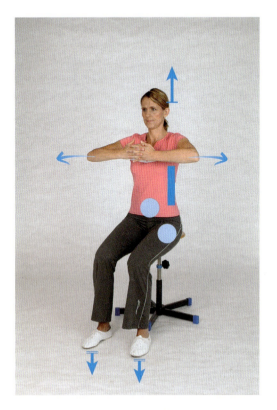

Ausgangsstellung
- Sitz auf dem Stuhl im vorderen Drittel
- Füße stehen hüftbreit parallel am Boden
- Arme hängen neben dem Körper

Wiederholungszahl
- 3 ×

Ausführung
- Füße in den Boden stemmen
- Gesäßmuskeln spannen
- Bauch einziehen
- Rücken strecken
- Kopf lang nach oben herausdehnen
- Kinn etwas zur Brust ziehen
- nun: Hände falten, Arme in Brusthöhe anheben
- beide Arme auseinanderziehen
- einen Augenblick diese Position halten
- Arme senken
- Spannung lösen

Tipps und Fallen
- nicht die Schultern hochziehen
- Schulterblätter an die Wirbelsäule ziehen
- weiteratmen

➡ dehnen   ➡❘ drücken   ❘➡ stemmen

4. Übung

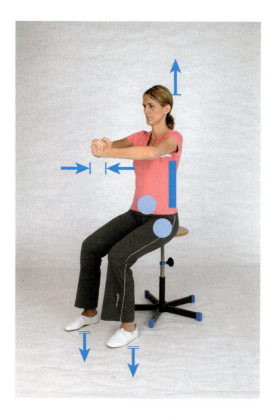

Ausgangsstellung
- Sitz auf dem Stuhl im vorderen Drittel
- Füße stehen hüftbreit parallel am Boden
- Arme hängen neben dem Körper

Wiederholungszahl
- 3 ×

Ausführung
- Füße in den Boden stemmen
- Gesäßmuskeln spannen
- Bauch einziehen
- Rücken strecken
- Kopf lang nach oben herausdehnen
- Kinn etwas zur Brust ziehen
- nun: Hände gegeneinanderlegen
- Arme nach vorn strecken
- Ellbogen leicht gebeugt lassen
- Hände gegeneinanderdrücken
- einen Augenblick diese Position halten
- Arme senken
- Spannung lösen

Tipps und Fallen
- gerade sitzen bleiben
- weiteratmen

 Bewegungsrichtung   spannen   strecken

5. Übung

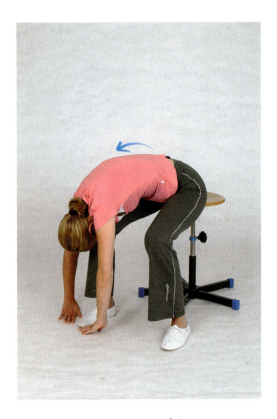

Ausgangsstellung
- Sitz auf dem Stuhl im vorderen Drittel
- Füße stehen hüftbreit parallel am Boden
- Arme hängen neben dem Körper

Wiederholungszahl
- 2 × jede Seite üben

Ausführung
- gerade sitzen
- nun: beide Arme gestreckt über den Kopf anheben
- den Körper langsam nach vorn beugen
- rechten Fuß zwischen die Hände nehmen
- langsam wieder aufrichten
- ebenso zum linken Fuß hinunterbeugen

Tipps und Fallen
- langsam beugen
- weiteratmen

→ dehnen   drücken   stemmen

6. Übung

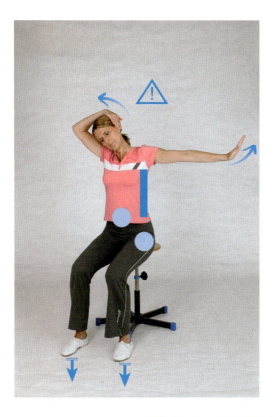

Ausgangsstellung
- Sitz auf dem Stuhl im vorderen Drittel
- Füße stehen hüftbreit parallel am Boden
- Arme hängen neben dem Körper

Wiederholungszahl
- 2 × jede Seite üben

Ausführung
- Füße in den Boden stemmen
- Gesäßmuskeln spannen
- Bauch einziehen
- Rücken strecken
- Kopf gerade halten
- nun: rechte Hand über den Kopf auf das linke Ohr legen
- linken Arm in Schulterhöhe zur Seite strecken
- Hand in Richtung Unterarm ziehen
- Kopf vorsichtig nach rechts neigen
- einen Augenblick die Position halten
- Kopf in Mittelstellung zurücknehmen
- Arme senken
- Spannung lösen

Tipps und Fallen
- nur leicht mit der Hand den Kopf zur Seite neigen
- gerade sitzen bleiben
- weiteratmen

 Bewegungsrichtung spannen strecken

7. Übung

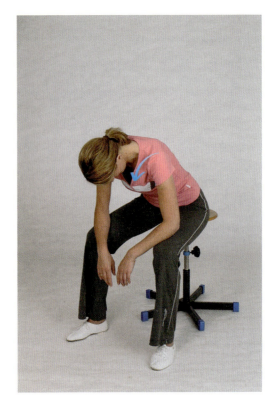

Ausgangsstellung
- Sitz auf dem Stuhl
- Füße stehen etwas über Hüftbreite am Boden
- Arme hängen neben dem Körper

Wiederholungszahl
- 1 ×

Ausführung
- Oberkörper nach vorn beugen
- Unterarme auf die Oberschenkel legen
- Hände baumeln lassen
- Kopf senken, Augen schließen
- nun: entspannen Sie für einen kurzen Augenblick
- beobachten Sie Ihre Atmung (den eigenen Rhythmus Ihrer Atmung)
- schicken Sie Ihre Gedanken in die Zauberwelt der Märchen und vergessen Sie einen Augenblick die Außenwelt
- langsam aufrichten
- rekeln, gähnen und dehnen

Tipps und Fallen
- nicht das Rekeln und Dehnen vergessen

 dehnen   drücken   stemmen

KAPITEL
30 Übungstag 30

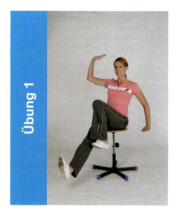
Übung 1

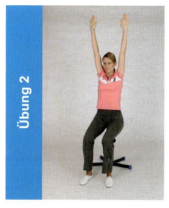
Übung 2

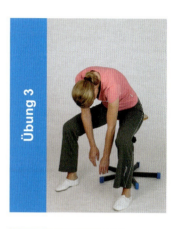
Übung 3

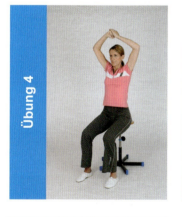
Übung 4

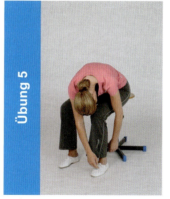
Übung 5

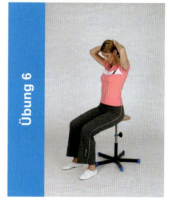
Übung 6

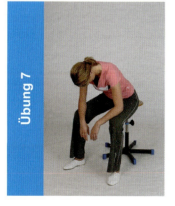
Übung 7

236 Übungstag 30

1. Übung

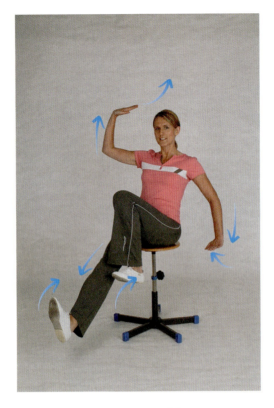

Ausgangsstellung
- Sitz auf dem Stuhl
- Arme hängen neben dem Körper

Wiederholungszahl
- einige × üben

Ausführung
- Arme und Beine entgegengesetzt bewegen
- linkes Bein beugen, Fußspitze hochziehen
- rechten Arm nach oben strecken
- Handfläche ist zur Decke gerichtet
- rechtes Bein vorstrecken, Fußspitze hochziehen
- linken Arm nach unten strecken
- Handfläche ist zum Boden gerichtet
- Arme und Beine wechseln, dabei rekeln, dehnen, stöhnen und gähnen

Tipps und Fallen
- weiteratmen

 dehnen   drücken   stemmen

2. Übung

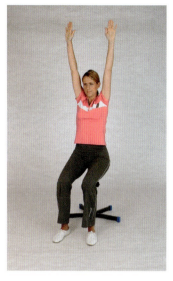 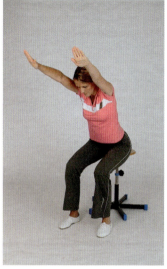 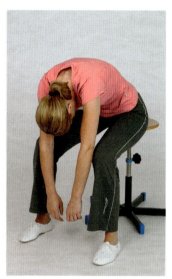

Ausgangsstellung
- Sitz auf dem Stuhl im vorderen Drittel
- Füße stehen hüftbreit parallel am Boden
- Arme hängen neben dem Körper

Wiederholungszahl
- 3 ×

Ausführung
- Dehnübung
- gerade sitzen
- Arme über den Kopf anheben
- Arme lang herausdehnen
- nun: Oberkörper nach vorn beugen
- Arme bleiben gestreckt
- Kopf bleibt zwischen den Armen
- Oberkörper auf die Oberschenkel legen
- Arme nach unten auspendeln lassen
- langsam wieder aufrichten

Tipps und Fallen
- Rücken beim Vorbeugen gerade halten
- weiteratmen

3. Übung

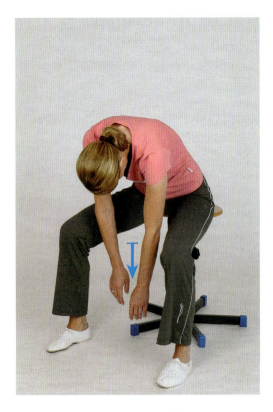

Ausgangsstellung
- Sitz auf dem Stuhl im vorderen Drittel
- Füße stehen etwas über Hüftbreite parallel am Boden
- Arme hängen neben dem Körper

Wiederholungszahl
- einige ×

Ausführung
- gerade sitzen
- nun: Oberkörper nach vorn neigen
- Arme zwischen die Beine nehmen
- rechten Arm im Wechsel mit linkem Arm nach unten dehnen
- Schultergürtel mitdehnen
- Oberkörper wieder aufrichten

Tipps und Fallen
- langsam dehnen
- weiteratmen

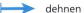 dehnen   drücken   stemmen

4. Übung

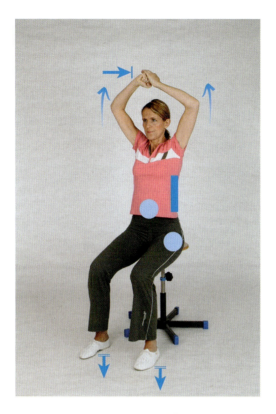

Ausgangsstellung
- Sitz auf dem Stuhl im vorderen Drittel
- Füße stehen hüftbreit parallel am Boden
- Arme hängen neben dem Körper

Wiederholungszahl
- 3 ×

Ausführung
- Füße in den Boden stemmen
- Gesäßmuskeln spannen
- Bauch einziehen
- Rücken strecken
- Kopf lang nach oben herausdehnen
- Kinn etwas zur Brust ziehen
- nun: rechte Faust in die linke Hand legen
- rechte Faust gegen die linke Hand drücken
- unter Druck beide Arme über den Kopf anheben
- Hände lösen
- Arme über die Seite senken
- Spannung lösen
- im Wechsel üben

Tipps und Fallen
- weiteratmen

 Bewegungsrichtung   spannen   strecken

5. Übung

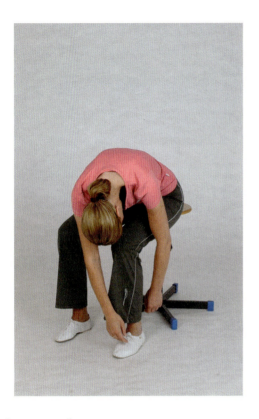
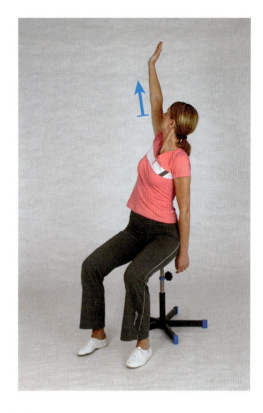

Ausgangsstellung
- Sitz auf dem Stuhl im vorderen Drittel
- Füße stehen etwas über Hüftbreite am Boden
- Arme hängen neben dem Körper

Wiederholungszahl
- 2 × jede Seite üben

Ausführung
- gerade sitzen
- nun: Oberkörper nach vorn neigen
- rechte Hand berührt den linken Fuß
- Oberkörper aufrichten
- rechten Arm nach oben hinten dehnen
- der Hand oben nachschauen
- ebenso mit dem linken Arm üben

Tipps und Fallen
- weiteratmen

→ dehnen　→| drücken　|→ stemmen

6. Übung

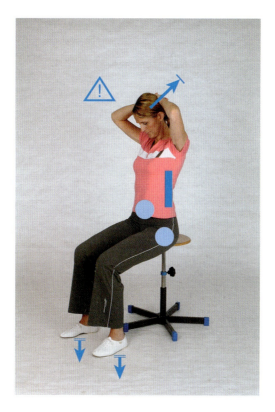

Ausgangsstellung
- Sitz auf dem Stuhl im vorderen Drittel
- Füße stehen hüftbreit parallel am Boden
- Arme hängen neben dem Körper

Wiederholungszahl
- 3 ×

Ausführung
- Füße in den Boden stemmen
- Gesäßmuskeln spannen
- Bauch einziehen
- Rücken strecken
- Kopf gerade halten
- nun: Kopf langsam nach vorn sinken lassen
- beide Hände gefaltet hinter den Kopf nehmen
- Kopf vorsichtig gegen die Hände drücken und aufrichten
- Hände geben dem Kopf Widerstand
- Arme senken
- Spannung lösen

Tipps und Fallen
- der Kopf drückt, nicht die Hände
- weiteratmen

 Bewegungsrichtung   spannen   strecken

7. Übung

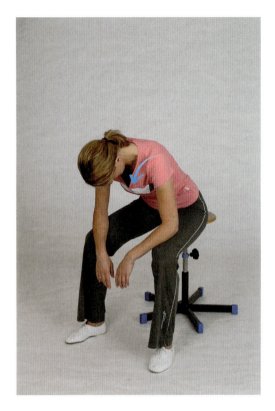

Ausgangsstellung
- Sitz auf dem Stuhl
- Füße stehen etwas über Hüftbreite am Boden
- Arme hängen neben dem Körper

Wiederholungszahl
- 1 × üben

Ausführung
- Oberkörper nach vorn beugen
- Unterarme auf die Oberschenkel legen
- Hände baumeln lassen
- Kopf senken, Augen schließen
- nun: entspannen Sie für einen kurzen Augenblick
- beobachten Sie Ihre Atmung (den eigenen Rhythmus Ihrer Atmung)
- schicken Sie Ihre Gedanken in die Zauberwelt der Märchen und vergessen Sie einen Augenblick die Außenwelt
- langsam aufrichten
- rekeln, gähnen und dehnen

Tipps und Fallen
- nicht das Rekeln und Dehnen vergessen

 dehnen   drücken   stemmen

KAPITEL 31
Eigene Massage zur besseren Durchblutung verspannter Muskulatur

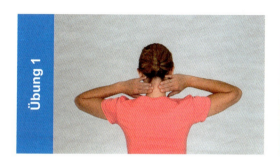

Übung 1

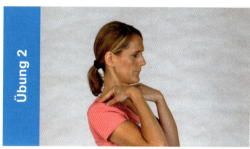

Übung 2

Eigene Massage 1

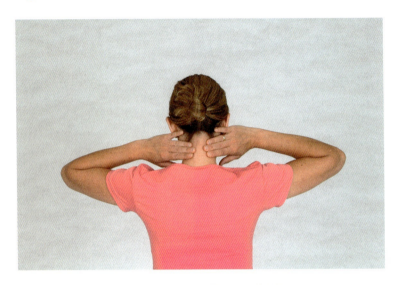

Ausgangsstellung
- Sitz auf dem Stuhl
- Füße stehen hüftbreit parallel am Boden
- Arme hängen neben dem Körper

Wiederholungszahl
- die Halsmuskulatur einige × massieren

Ausführung
- gerade sitzen
- Kopf leicht nach hinten neigen
- den 4., 3. und 2. Finger beider Hände jeweils rechts und links neben der Halswirbelsäule an den Hinterkopf legen
- nun: die Halsmuskulatur in kleinen spiralförmigen Kreisen bis zur Schulter massieren
- nun: die Finger mit leichtem Druck auf der Halsmuskulatur zum Hinterkopf hinaufschieben
- dann: wieder mit der spiralförmigen Massage beginnen

Tipps und Fallen
- vor der Massage die Muskulatur mit einem Föhn erwärmen
- Finger flach halten
- nach der Massage ein Tuch umbinden, um die Muskulatur für ein paar Minuten warm zu halten

Eigene Massage 2

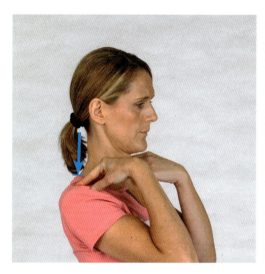
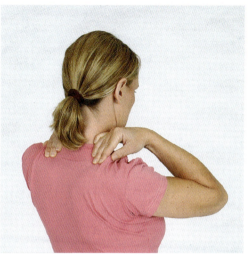

Ausgangsstellung
- Sitz auf dem Stuhl
- Füße stehen hüftbreit parallel am Boden
- Arme hängen neben dem Körper

Wiederholungszahl
- beide Schultern einige × massieren und klopfen

Ausführung
- gerade sitzen
- beide Hände über die Schultern legen
- nun: beide Hände mit Druck und Zug über die Schultern bis nach vorn zu den Schlüsselbeinen ziehen und wieder zurück bis zu den Schulterblättern schieben
- einige Male wiederholen
- dann: die rechte Hand locker zur Faust schließen
- mit der Faust leicht über den linken Nacken und die linke Schulter klopfen

Tipps und Fallen
- leicht klopfen mit lockerer Faust, es darf kein Schmerz entstehen
- nach der Massage ein Tuch umbinden, um die Muskulatur für ein paar Minuten warm zu halten

KAPITEL 32
Kurzprogramm im Sitzen für den Vormittag – Erleichterung bei langem Sitzen

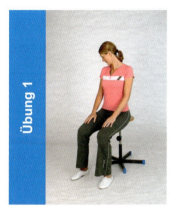
Übung 1

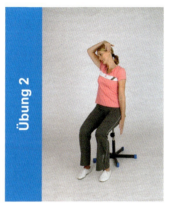
Übung 2

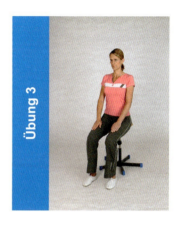
Übung 3

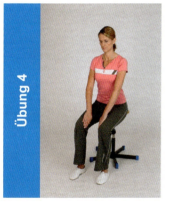
Übung 4

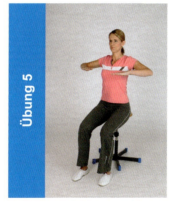
Übung 5

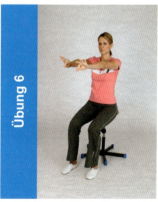
Übung 6

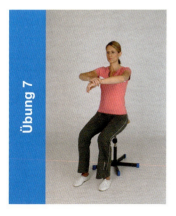
Übung 7

1. Übung

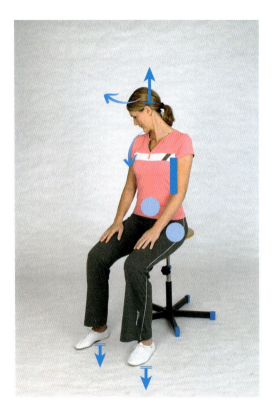

Ausgangsstellung
- Sitz auf dem Stuhl im vorderen Drittel
- Füße stehen hüftbreit parallel am Boden
- Hände liegen auf den Oberschenkeln

Wiederholungszahl
- 2 × zu jeder Seite üben

Ausführung
- Füße in den Boden stemmen
- Gesäßmuskeln spannen
- Bauch einziehen
- Schultern etwas zurücknehmen
- Rücken strecken
- Kopf lang nach oben herausdehnen
- Kinn etwas zur Brust ziehen
- nun: den Kopf langsam nach rechts drehen
- das Kinn einige Male zur Schulter senken
- Kopf zurückdrehen
- Spannung lösen

Tipps und Fallen
- gerade sitzen bleiben
- weiteratmen

 dehnen   drücken   stemmen

2. Übung

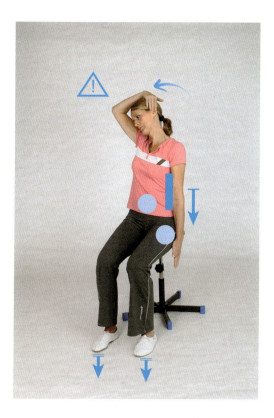

Ausgangsstellung
- Sitz auf dem Stuhl im vorderen Drittel
- Füße stehen hüftbreit parallel am Boden
- Arme hängen neben dem Körper

Wiederholungszahl
- 2 × jede Seite üben

Ausführung
- Füße in den Boden stemmen
- Gesäßmuskeln spannen
- Bauch einziehen
- Rücken strecken
- Kopf gerade halten
- nun: rechte Hand über den Kopf auf das linke Ohr legen
- Kopf etwas nach rechts drehen und vorsichtig nach rechts neigen
- linken Arm langsam nach unten dehnen
- einen Augenblick die Position halten
- Kopf in Mittelstellung zurücknehmen
- Arm senken
- Spannung lösen

Tipps und Fallen
- gerade sitzen bleiben
- nur den Kopf drehen und neigen
- weiteratmen

 Bewegungsrichtung   spannen   strecken

3. Übung

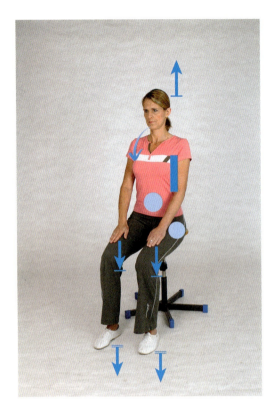

Ausgangsstellung
- Sitz auf dem Stuhl im vorderen Drittel
- Füße stehen hüftbreit parallel am Boden
- Arme hängen neben dem Körper

Wiederholungszahl
- 3 ×

Ausführung
- Füße in den Boden stemmen
- Gesäßmuskeln spannen
- Bauch einziehen
- Rücken strecken
- Schultern etwas zurücknehmen
- Kopf lang nach oben herausdehnen
- Kinn etwas zur Brust ziehen
- nun: Hände auf die Oberschenkel legen
- Hände fest auf die Oberschenkel drücken
- einen Augenblick die Position halten
- Spannung lösen

Tipps und Fallen
- gerade sitzen bleiben
- weiteratmen

 dehnen   drücken   stemmen

32 Kurzprogramm im Sitzen für den Vormittag – Erleichterung bei langem Sitzen

4. Übung

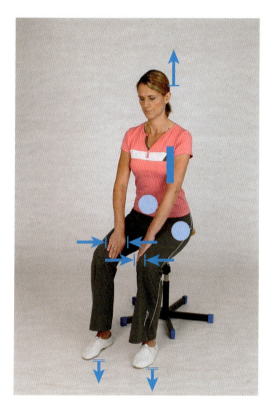

Ausgangsstellung
- Sitz auf dem Stuhl im vorderen Drittel
- Füße stehen hüftbreit parallel am Boden
- Arme hängen neben dem Körper

Wiederholungszahl
- 3 ×

Ausführung
- Füße in den Boden stemmen
- Gesäßmuskeln spannen
- Bauch einziehen
- Rücken strecken
- Schultern etwas zurücknehmen
- Kopf lang nach oben herausdehnen
- Kinn etwas zur Brust ziehen
- nun: Hände innen an die Knie legen
- Hände fest gegen die Knie drücken
- Beine geben Widerstand
- einen Augenblick diese Position halten
- Spannung lösen

Tipps und Fallen
- gerade sitzen bleiben
- weiteratmen

 Bewegungsrichtung   spannen   strecken

5. Übung

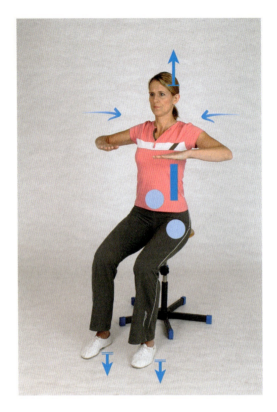

Ausgangsstellung
- Sitz auf dem Stuhl im vorderen Drittel
- Füße stehen hüftbreit parallel am Boden
- Arme hängen neben dem Körper

Wiederholungszahl
- 5 ×

Ausführung
- Füße in den Boden stemmen
- Gesäßmuskeln spannen
- Bauch einziehen
- Rücken strecken
- Kopf lang nach oben herausdehnen
- Kinn etwas zur Brust ziehen
- nun: Arme seitlich in Schulterhöhe anheben
- Ellbogen beugen
- Schulterblätter an die Wirbelsäule ziehen
- einen Augenblick diese Position halten
- Spannung lösen
- Übung wiederholen

Tipps und Fallen
- gerade sitzen bleiben
- Bauch gespannt halten
- weiteratmen

 dehnen   drücken   stemmen

32 Kurzprogramm im Sitzen für den Vormittag – Erleichterung bei langem Sitzen

6. Übung

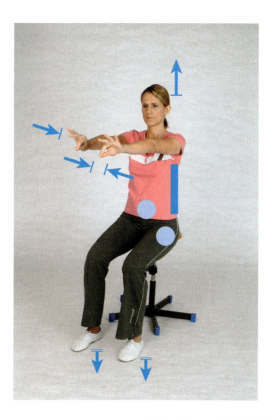

Ausgangsstellung
- Sitz auf dem Stuhl im vorderen Drittel
- Füße stehen hüftbreit parallel am Boden
- Arme hängen neben dem Körper

Wiederholungszahl
- 3 ×

Ausführung
- Füße in den Boden stemmen
- Gesäßmuskeln spannen
- Bauch einziehen
- Rücken strecken
- Schultern etwas zurücknehmen
- Kopf lang nach oben herausdehnen
- Kinn etwas zur Brust ziehen
- nun: Arme gestreckt nach vorn anheben
- Finger spreizen
- jeden Finger mit dem Daumen fest zusammendrücken
- das Drücken einige Male wiederholen
- Arme senken
- Spannung lösen

Tipps und Fallen
- gerade sitzen bleiben
- weiteratmen

 Bewegungsrichtung   spannen   strecken

7. Übung

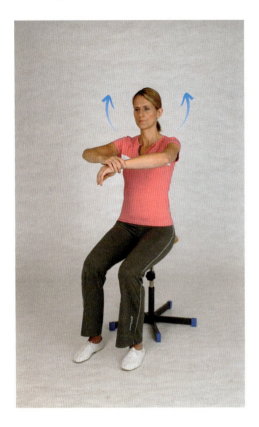
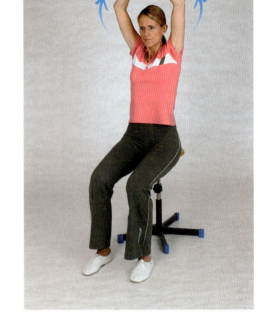

Ausgangsstellung
- Sitz auf dem Stuhl im vorderen Drittel
- Füße stehen hüftbreit parallel am Boden
- Arme hängen neben dem Körper

Wiederholungszahl
- 4 ×

Ausführung
- gerade sitzen
- nach vorn schauen
- nun: rechte Hand fasst die linke Hand
- einatmen: beide Arme über den Kopf nach oben anheben
- Hand lösen
- ausatmen: beide Arme über die Seite senken
- Übung wiederholen

Tipps und Fallen
- langsam mit der Atmung die Arme bewegen
- durch die Nase ein- und ausatmen

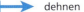 dehnen   drücken   stemmen

KAPITEL 33
Kurzprogramm im Sitzen für den Nachmittag – Erleichterung bei langem Sitzen

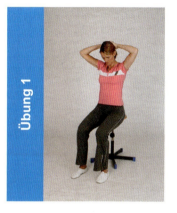
Übung 1

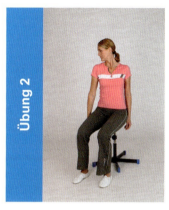
Übung 2

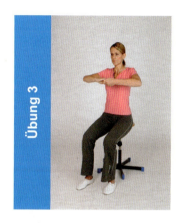
Übung 3

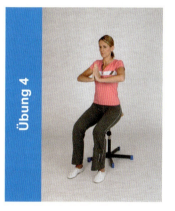
Übung 4

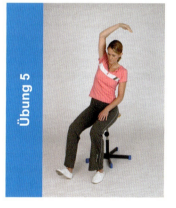
Übung 5

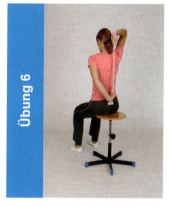
Übung 6

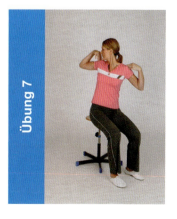
Übung 7

1. Übung

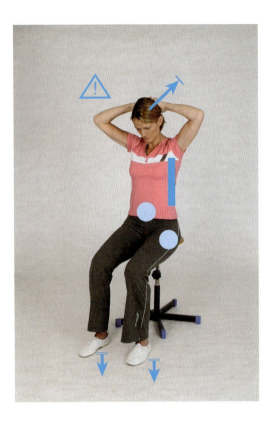

Ausgangsstellung
- Sitz auf dem Stuhl im vorderen Drittel
- Füße stehen hüftbreit parallel am Boden
- Arme hängen neben dem Körper

Wiederholungszahl
- 3 ×

Ausführung
- Füße in den Boden stemmen
- Gesäßmuskeln spannen
- Bauch einziehen
- Rücken strecken

- Kopf gerade halten
- nun: Kopf langsam nach vorn sinken lassen
- beide Hände gefaltet hinter den Kopf nehmen
- Kopf vorsichtig gegen die Hände drücken und aufrichten
- Hände geben dem Kopf Widerstand
- Arme senken
- Spannung lösen

Tipps und Fallen
- der Kopf drückt
- nicht die Hände
- weiteratmen

 dehnen drücken stemmen

33 Kurzprogramm im Sitzen für den Nachmittag – Erleichterung bei langem Sitzen

2. Übung

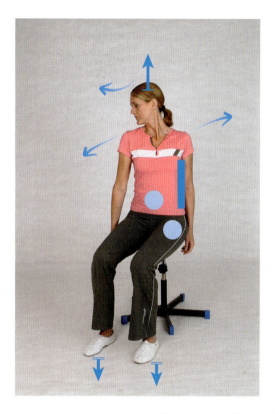

Ausgangsstellung
- Sitz auf dem Stuhl im vorderen Drittel
- Füße stehen hüftbreit parallel am Boden
- Arme hängen neben dem Körper

Wiederholungszahl
- 2 × jede Seite üben

Ausführung
- Füße in den Boden stemmen
- Gesäßmuskeln spannen
- Bauch einziehen
- Rücken strecken
- Kopf lang nach oben herausdehnen
- Kinn etwas zur Brust ziehen
- nun: rechte Schulter nach vorn ziehen
- linke Schulter nach hinten nehmen
- nun: Kopf langsam nach rechts drehen
- über die rechte Schulter nach hinten zum Boden schauen
- einen Augenblick die Position halten
- Kopf und Schultern zurückdrehen
- Spannung lösen

Tipps und Fallen
- Kopf langsam drehen
- weiteratmen

 Bewegungsrichtung spannen strecken

3. Übung

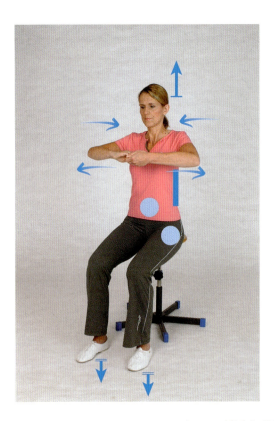

Ausgangsstellung
- Sitz auf dem Stuhl im vorderen Drittel
- Füße stehen hüftbreit parallel am Boden
- Arme hängen neben dem Körper

Wiederholungszahl
- 3 ×

Ausführung
- Füße in den Boden stemmen
- Gesäßmuskeln spannen
- Bauch einziehen
- Kopf lang nach oben herausdehnen
- Kinn etwas zur Brust ziehen
- nun: Arme seitlich in Schulterhöhe anheben
- Ellbogen beugen
- Finger ineinanderhaken
- Arme auseinanderziehen
- Schulterblätter an die Wirbelsäule ziehen
- einen Augenblick die Position halten
- Hände lösen
- Arme senken
- Spannung lösen

Tipps und Fallen
- nicht die Schultern hochziehen
- Bauch gespannt halten
- weiteratmen

 dehnen   drücken   stemmen

4. Übung

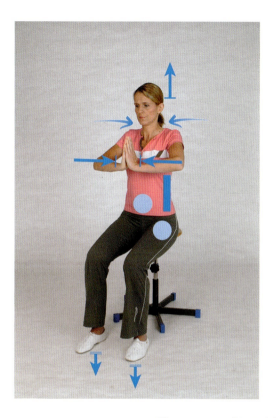

Ausgangsstellung
- Sitz auf dem Stuhl im vorderen Drittel
- Füße stehen hüftbreit parallel am Boden
- Arme hängen neben dem Körper

Wiederholungszahl
- 3 ×

Ausführung
- Füße in den Boden stemmen
- Gesäßmuskeln spannen
- Bauch einziehen
- Rücken strecken
- Kopf lang nach oben herausdehnen
- Kinn etwas zur Brust ziehen
- nun: Hände in Brusthöhe flach gegeneinanderlegen
- Hände fest gegeneinanderdrücken
- Schulterblätter an die Wirbelsäule ziehen
- einen Augenblick die Position halten
- Hände lösen
- Arme senken
- Spannung lösen

Tipps und Fallen
- nicht die Schultern hochziehen
- Bauch gespannt halten
- weiteratmen

 Bewegungsrichtung   spannen   strecken

5. Übung

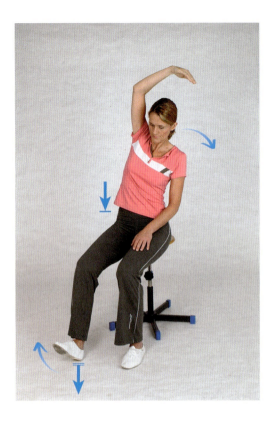

Ausgangsstellung
- Sitz auf dem Stuhl im vorderen Drittel
- Füße stehen hüftbreit parallel am Boden
- Hände liegen auf den Oberschenkeln

Wiederholungszahl
- 2 × jede Seite üben

Ausführung
- gerade sitzen
- nach vorn schauen
- nun: rechten Arm über den Kopf anheben
- Oberkörper etwas nach links neigen
- rechte Fußspitze hochziehen
- nun: rechte Gesäßhälfte auf den Stuhl drücken
- rechte Ferse in den Boden stemmen
- einen Augenblick diese Position halten
- Spannung lösen
- Arm senken
- Oberkörper aufrichten
- Fußspitze senken

Tipps und Fallen
- nach vorn schauen
- weiteratmen

 dehnen   drücken   stemmen

6. Übung

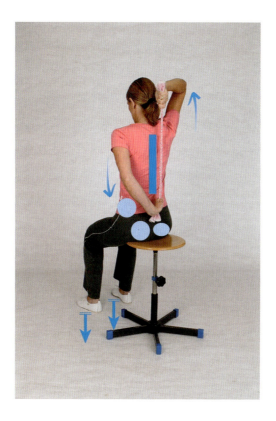

Ausgangsstellung
- Sitz auf dem Stuhl im vorderen Drittel
- Füße stehen hüftbreit parallel am Boden
- Arme hängen neben dem Körper

Wiederholungszahl
- 3 ×

Ausführung
- Füße in den Boden stemmen
- Gesäßmuskeln spannen
- Bauch einziehen
- Rücken strecken
- Kopf gerade halten

- nun: ein Lineal oder einen Schal mit beiden Händen hinter dem Rücken von oben und unten fassen
- nun: das Lineal nach oben ziehen
- einen Augenblick die Position halten
- das Lineal nach unten ziehen
- einen Augenblick die Position halten
- Spannung lösen

Tipps und Fallen
- gerade sitzen bleiben
- nicht nach vorn beugen
- Bauch gespannt halten
- weiteratmen

 Bewegungsrichtung spannen strecken

7. Übung

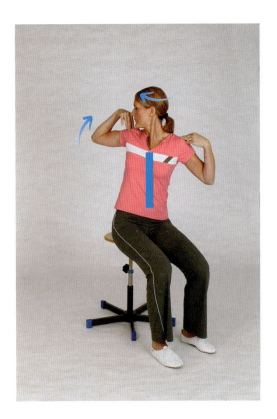

Ausgangsstellung
- Sitz auf dem Stuhl im vorderen Drittel
- Füße stehen hüftbreit parallel am Boden
- Arme hängen neben dem Körper

Wiederholungszahl
- 2 × zu jeder Seite üben

Ausführung
- gerade sitzen
- Rücken strecken
- Kopf gerade halten
- Hände an die Schultern nehmen
- rechten Ellbogen in Schulterhöhe nach hinten führen
- Oberkörper und Kopf drehen mit
- nun: einatmen
- beim Ausatmen Ellbogen und Oberkörper noch etwas weiter nach hinten drehen
- einatmen, zur Mittelstellung zurückdrehen
- ausatmen, Ellbogen an den Körper senken
- Übung wiederholen

Tipps und Fallen
- nicht federn
- Ellbogen bleiben in Schulterhöhe

 dehnen   drücken   stemmen

KAPITEL 34 Atemübungen

Zielsetzung

Die folgenden Atemübungen dienen der Stärkung der Rumpf- und Atemhilfsmuskulatur und der Vertiefung der Atmung. Ziel dieses Übungsprogramms ist es, den eigenen Atemstrom bewusst werden zu lassen und in die Bewegungs- und Spannungsübungen zu integrieren. Dies hat verschiedene positive Auswirkungen, u.a.: Mit einer langsamen und tiefen Atmung ist eine größere Leistungsfähigkeit zu erreichen. Durch Einbeziehen der Atembewegungen wird ein besserer Haltungsaufbau erleichtert und unterstützt. Eine vertiefte Atmung bewirkt eine intensive Wölbung des Zwerchfells in den Bauchraum, wodurch die Darmtätigkeit angeregt wird.

Bei den folgenden Übungen dient der Luftballon als dosierter Widerstand, durch den die Muskelspannung deutlicher gespürt und der Muskelaufbau beschleunigt wird.

Zudem bietet der Luftballon einen optimalen Widerstand im Rahmen eines leichten und angepassten Krafttrainings zur Osteoporose-Prophylaxe.

Tipps zur Durchführung

- In einer Übungssequenz nur etwa 5 tiefe Atemzüge machen.
- Anschließend unbedingt einige Atemzüge normal weiteratmen, um nicht zu hyperventilieren (d.h. zuviel Sauerstoff aufzunehmen und dadurch ein Schwindelgefühl hervorzurufen).
- Die Atemfrequenz während der Übungen nicht erhöhen, sondern ruhig und tief atmen.
- Die Ausatmung sollte etwa doppelt so lang sein wie die Einatmung.
- Die Ausatmung kann durch leicht geöffnete Lippen und hörbar erfolgen, z.B. auf den Laut „F".
- Bei beginnendem Schwindel nicht weiter üben, am Stuhl festhalten und normal weiteratmen, bis der Schwindel vorbei ist.
- In frischer Luft üben, möglichst bei offenem Fenster oder im gerade gelüfteten Raum.
- Den Luftballon nicht selbst aufblasen, er bietet einen zu großen Widerstand und zwingt zur Pressatmung. Besser ist es, eine spezielle Luftballon-Luftpumpe zu benutzen (erhältlich in Spielwarengeschäften).
- Den Luftballon nicht prall aufpumpen, er muss dem Druck der Hände etwas nachgeben können.

1. Übung

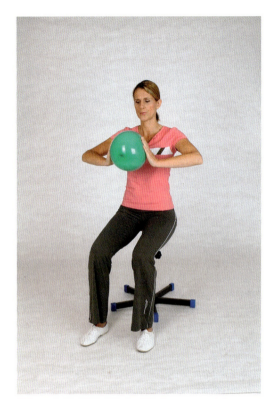

Ausgangsstellung
- Sitz auf dem Stuhl im vorderen Drittel
- Füße stehen hüftbreit parallel am Boden
- Hände halten den Ballon

Wiederholungszahl
- 3 ×

Ausführung
- gerade sitzen
- nicht die Schultern hochziehen
- nun: Ballon auf Brusthöhe anheben
- beim Ausatmen: mit beiden Händen gegen den Ballon drücken
- Füße in den Boden stemmen
- Gesäßmuskeln spannen
- Bauch einziehen
- Rücken und Kopf strecken
- beim Einatmen: Spannung lösen
- vor der nächsten Übung einige Atemzüge normal weiteratmen

Tipps
- durch die Nase ein- und ausatmen
- oder: durch die Nase ein- und mit leicht geöffneten Lippen hörbar ausatmen
- der Ausatmungsstrom sollte doppelt so lang sein wie der Einatmungsstrom

2. Übung

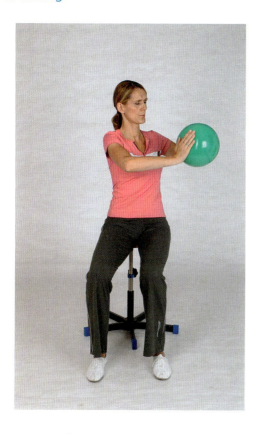 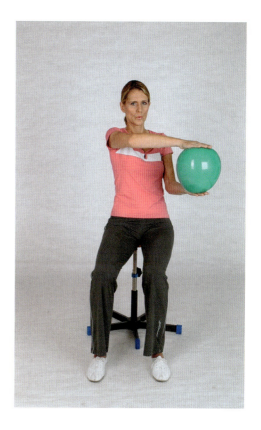

Ausgangsstellung
- Sitz auf dem Stuhl im vorderen Drittel
- Füße stehen hüftbreit parallel am Boden
- Hände halten den Ballon

Wiederholungszahl
- 2 × jede Seite üben

Ausführung
- gerade sitzen
- nicht die Schultern hochziehen
- nun: Ballon auf Brusthöhe anheben und zur linken Seite führen
- beim Ausatmen:
  - mit beiden Händen gegen den Ballon drücken
  - Variante: eine Hand drückt von oben, die andere von unten
  - Füße in den Boden stemmen
  - Gesäßmuskeln spannen
  - Bauch einziehen
  - Rücken und Kopf strecken
- beim Einatmen:
  - Spannung lösen
- vor der nächsten Übung einige Atemzüge normal weiteratmen

Tipps
- durch die Nase ein- und ausatmen
- oder: durch die Nase ein- und mit leicht geöffneten Lippen hörbar ausatmen
- der Ausatmungsstrom sollte doppelt so lang sein wie der Einatmungsstrom

3. Übung

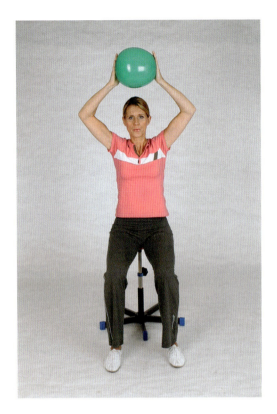

Ausgangsstellung
- Sitz auf dem Stuhl im vorderen Drittel
- Füße stehen hüftbreit parallel am Boden
- Hände halten den Ballon

Wiederholungszahl
- 3 ×

Ausführung
- gerade sitzen
- nicht die Schultern hochziehen
- nun: Ballon über den Kopf anheben
- beim Ausatmen:
  – mit beiden Händen gegen den Ballon drücken
  – Füße in den Boden stemmen
  – Gesäßmuskeln spannen
  – Bauch einziehen
  – Rücken und Kopf strecken
- beim Einatmen:
  – Spannung lösen
- vor der nächsten Übung einige Atemzüge normal weiteratmen

Tipps
- durch die Nase ein- und ausatmen
- oder: durch die Nase ein- und mit leicht geöffneten Lippen hörbar ausatmen
- der Ausatmungsstrom sollte doppelt so lang sein wie der Einatmungsstrom

4. Übung: Mobilisationsübung

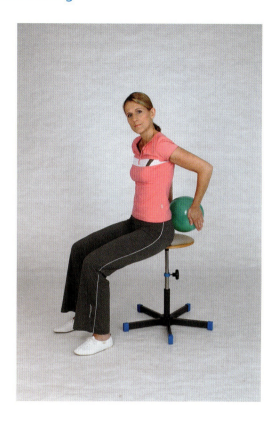

ACHTUNG
Keine Atemübung: Normal weiteratmen, sonst besteht Gefahr der Hyperventilation mit Schwindelgefühl durch zu viel Sauerstoffaufnahme

Ausgangsstellung
- Sitz auf dem Stuhl

Wiederholungszahl
- einige × zu beiden Seiten

Ausführung
- den Ballon hinter dem Rücken durchgeben, anschließend hinter dem Kopf durchgeben

5. Übung

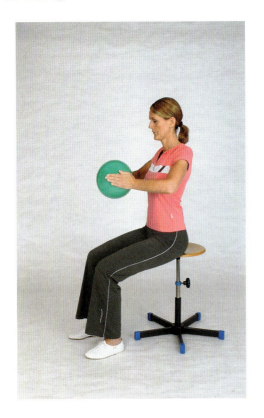 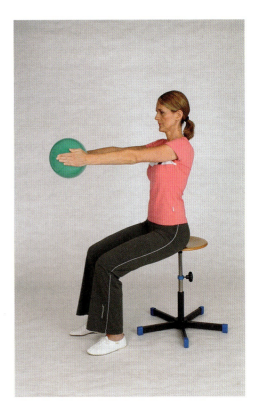

Ausgangsstellung
- Sitz auf dem Stuhl im vorderen Drittel
- Füße stehen hüftbreit parallel am Boden
- Hände halten den Ballon

Wiederholungszahl
- 3 ×

Ausführung
- gerade sitzen
- nicht die Schultern hochziehen
- nun: Ballon auf Brusthöhe anheben
- beim Ausatmen:
  – mit beiden Händen gegen den Ballon drücken und diesen nach vorne schieben
  – Füße in den Boden stemmen
  – Gesäßmuskeln spannen
  – Bauch einziehen
  – Rücken und Kopf strecken
- beim Einatmen:
  – Spannung lösen, Ballon zurücknehmen
- vor der nächsten Übung einige Atemzüge normal weiteratmen

Tipps
- durch die Nase ein- und ausatmen
- oder: durch die Nase ein- und mit leicht geöffneten Lippen hörbar ausatmen
- der Ausatmungsstrom sollte doppelt so lang sein wie der Einatmungsstrom

6. Übung

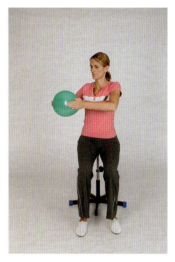
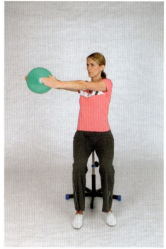
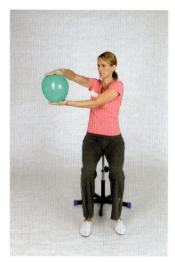

Ausgangsstellung
- Sitz auf dem Stuhl im vorderen Drittel
- Füße stehen hüftbreit parallel am Boden
- Hände halten den Ballon

Wiederholungszahl
- 2 × jede Seite üben

Ausführung
- gerade sitzen
- nicht die Schultern hochziehen
- nun: Ballon auf Brusthöhe anheben
- beim Ausatmen:
  - mit beiden Händen gegen den Ballon drücken und nach vorne zur rechten Seite schieben
  - Variante: Ballon so drehen, dass die rechte Hand oben liegt
  - Füße in den Boden stemmen
  - Gesäßmuskeln spannen
  - Bauch einziehen
  - Rücken und Kopf strecken
- beim Einatmen:
  - Spannung lösen, Ballon zurücknehmen
- vor der nächsten Übung einige Atemzüge normal weiteratmen

Tipps
- durch die Nase ein- und ausatmen
- oder: durch die Nase ein- und mit leicht geöffneten Lippen hörbar ausatmen
- der Ausatmungsstrom sollte doppelt so lang sein wie der Einatmungsstrom

7. Übung

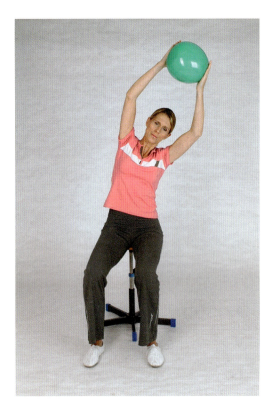

Ausgangsstellung
- Sitz auf dem Stuhl im vorderen Drittel
- Füße stehen hüftbreit parallel am Boden
- Hände halten den Ballon

Wiederholungszahl
- 2 × jede Seite üben

Ausführung
- gerade sitzen
- nicht die Schultern hochziehen
- nun: Ballon über den Kopf anheben und zur linken Seite führen
- beim Ausatmen:
  – linken Fuß in den Boden stemmen
  – mit beiden Händen gegen den Ballon drücken
  – Gesäßmuskel wird gespannt
  – Bauch einziehen
  – Rücken und Kopf strecken
- beim Einatmen:
  – Spannung lösen
- vor der nächsten Übung einige Atemzüge normal weiteratmen

Tipps
- durch die Nase ein- und ausatmen
- oder: durch die Nase ein- und mit leicht geöffneten Lippen hörbar ausatmen
- der Ausatmungsstrom sollte doppelt so lang sein wie der Einatmungsstrom

8. Übung: Mobilisationsübung

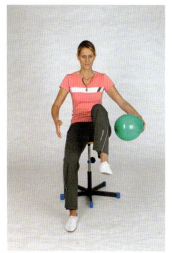 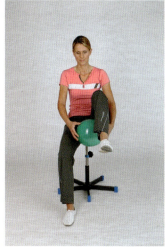 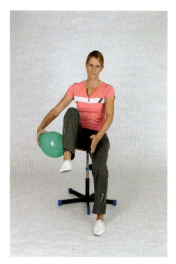

ACHTUNG
Keine Atemübung. Normal weiteratmen, sonst besteht Gefahr der Hyperventilation mit Schwindelgefühl durch zu viel Sauerstoffaufnahme.

Ausgangsstellung
- Sitz auf dem Stuhl

Wiederholungszahl
- mehrere × mit jedem Bein

Ausführung
- ein Bein anbeugen
- den Ballon unter dem Bein durchgeben
- zum anderen Bein wechseln

9. Übung

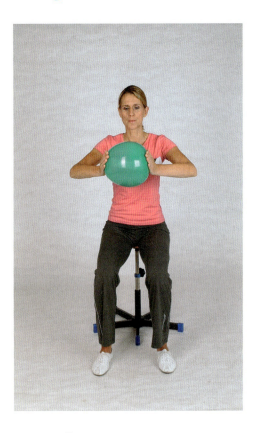 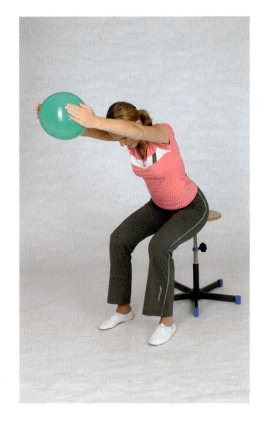

Ausgangsstellung
- Sitz auf dem Stuhl im vorderen Drittel
- Füße stehen hüftbreit parallel am Boden
- Hände halten den Ballon

Wiederholungszahl
- 3 ×

Ausführung
- gerade sitzen
- nun: Ballon vor dem Bauch halten
- beim Ausatmen:
  - mit beiden Händen gegen den Ballon drücken
  - Arme nach vorn strecken
  - Oberkörper nach vorn beugen
  - Kopf zwischen die Arme senken
- beim Einatmen:
  - langsam wieder aufrichten
- vor der nächsten Übung einige Atemzüge normal weiteratmen

Tipps
- durch die Nase ein- und ausatmen
- oder: durch die Nase ein- und mit leicht geöffneten Lippen hörbar ausatmen
- der Ausatmungsstrom sollte doppelt so lang sein wie der Einatmungsstrom

10. Übung

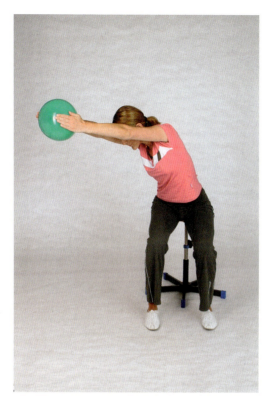

Ausgangsstellung
- Sitz auf dem Stuhl im vorderen Drittel
- Füße stehen hüftbreit parallel am Boden
- Hände halten den Ballon

Wiederholungszahl
- 2 × jede Seite üben

Ausführung
- gerade sitzen
- nun: Ballon vor dem Bauch halten
- beim Ausatmen:
  - mit beiden Händen gegen den Ballon drücken
  - Arme nach vorn zur rechten Seite strecken
  - Oberkörper nach vorn beugen
  - Kopf zwischen die Arme senken
- beim Einatmen:
  - langsam wieder aufrichten
- vor der nächsten Übung einige Atemzüge normal weiteratmen

Tipps
- durch die Nase ein- und ausatmen
- oder: durch die Nase ein- und mit leicht geöffneten Lippen hörbar ausatmen
- der Ausatmungsstrom sollte doppelt so lang sein wie der Einatmungsstrom

11. Übung

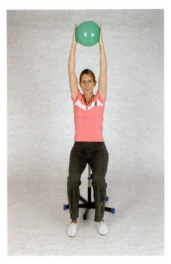 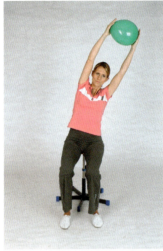 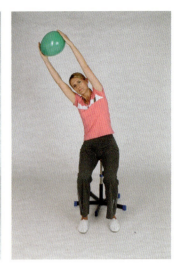

Ausgangsstellung
- Sitz auf dem Stuhl im vorderen Drittel
- Füße stehen hüftbreit parallel am Boden
- Hände halten den Ballon

Wiederholungszahl
- 3 ×

Ausführung
- gerade sitzen
- nun: Ballon auf Brusthöhe anheben
- beim Ausatmen: mit beiden Händen gegen den Ballon drücken und über den Kopf anheben
- beim Einatmen:
  – Spannung lösen, zur linken Seite neigen
- beim Ausatmen:
  – zur Mitte aufrichten, gegen den Ballon drücken
- beim Einatmen:
  – Spannung lösen, zur rechten Seite neigen
- beim Ausatmen:
  – zur Mitte aufrichten, gegen den Ballon drücken
- beim Einatmen:
  – Spannung lösen, den Ballon ganz lang nach oben strecken
- beim Ausamten:
  – Ballon wieder senken
- vor der nächsten Übung einige Atemzüge normal weiteratmen

Tipps
- durch die Nase ein- und ausatmen
- oder: durch die Nase ein- und mit leicht geöffneten Lippen hörbar ausatmen
- der Ausatmungsstrom sollte doppelt so lang sein wie der Einatmungsstrom

12. Übung: Mobilisationsübung

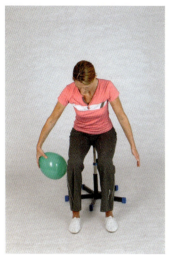
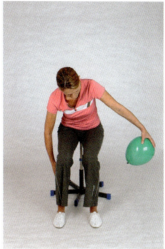
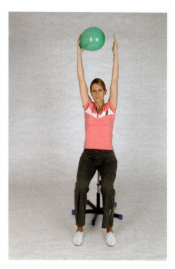

ACHTUNG
Keine Atemübung. Normal weiteratmen, sonst besteht Gefahr der Hyperventilation mit Schwindelgefühl durch zu viel Sauerstoffaufnahme.

Ausgangsstellung
- Sitz auf dem Stuhl

Wiederholungszahl
- mehrere ×

Ausführung
- Oberkörper nach vorn beugen
- Ballon unter beiden Beinen durchgeben
- Oberkörper langsam aufrichten
- Ballon über dem Kopf in die andere Hand wechseln

13. Übung

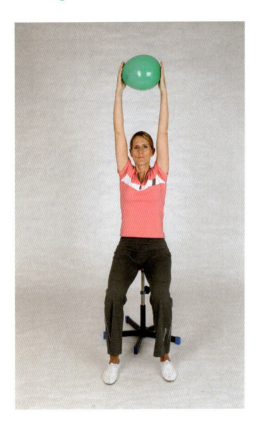
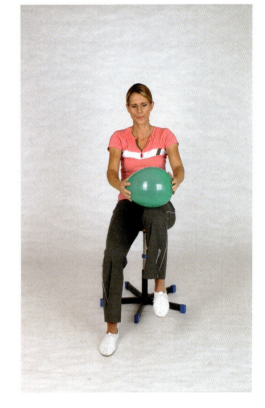

Ausgangsstellung
- Sitz auf dem Stuhl im vorderen Drittel
- Füße stehen hüftbreit parallel am Boden
- Hände halten den Ballon

Wiederholungszahl
- 2 × zu jedem Bein bewegen

Ausführung
- gerade sitzen
- nun: Ballon auf Brusthöhe halten
- beim Einatmen: Ballon mit beiden Händen über den Kopf anheben
- beim Ausatmen: ein Bein anbeugen, Ballon senken und auf das Knie drücken
- vor der nächsten Übung einige Atemzüge normal weiteratmen

Tipps
- durch die Nase ein- und ausatmen
- oder: durch die Nase ein- und mit leicht geöffneten Lippen hörbar ausatmen
- der Ausatmungsstrom sollte doppelt so lang sein wie der Einatmungsstrom

14. Übung

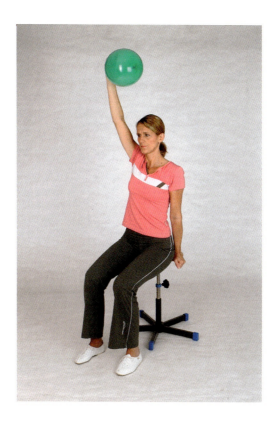

Ausgangsstellung
- Sitz auf dem Stuhl im vorderen Drittel
- Füße stehen hüftbreit parallel am Boden
- rechte Hand hält den Ballon
- linke Hand auf die Sitzfläche legen

Wiederholungszahl
- 2 × jede Seite üben

Ausführung
- gerade sitzen
- beim Ausatmen:
  - rechte Hand hebt den Ballon über den Kopf
  - linke Hand drückt auf die Sitzfläche
  - Füße in den Boden stemmen
  - Gesäßmuskeln spannen
  - Bauch einziehen
  - Rücken und Kopf strecken
- beim Einatmen:
  - Spannung lösen, Arm senken
- vor der nächsten Übung einige Atemzüge normal weiteratmen

Tipps
- durch die Nase ein- und ausatmen
- oder: durch die Nase ein- und mit leicht geöffneten Lippen hörbar ausatmen
- der Ausatmungsstrom sollte doppelt so lang sein wie der Einatmungsstrom

15. Übung

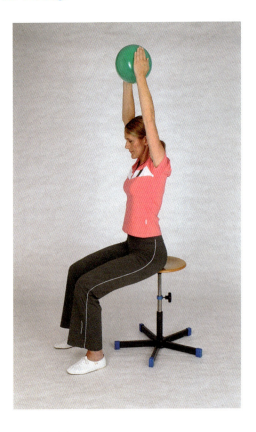
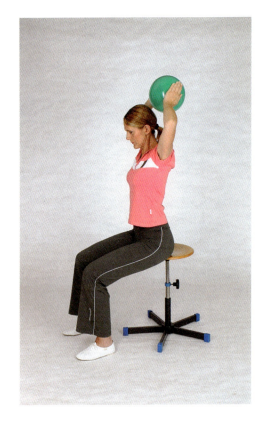

Ausgangsstellung
- Sitz auf dem Stuhl im vorderen Drittel
- Füße stehen hüftbreit parallel am Boden
- Hände halten den Ballon

Wiederholungszahl
- 3 ×

Ausführung
- gerade sitzen
- nun: Ballon auf Brusthöhe halten
- beim Ausatmen:
  – mit beiden Händen gegen den Ballon drücken und diesen über den Kopf anheben
- beim Einatmen:
  – Spannung lösen, Ballon hinter den Kopf senken

- Beim Ausatmen:
  – Kopf gegen den Ballon drücken
  – Ellbogen nach hinten ziehen
- Beim Einatmen:
  – Spannung lösen, Ballon wieder über den Kopf anheben
- Beim Ausatmen:
  – Arme senken
- vor der nächsten Übung einige Atemzüge normal weiteratmen

Tipps
- durch die Nase ein- und ausatmen
- oder: durch die Nase ein- und mit leicht geöffneten Lippen hörbar ausatmen
- der Ausatmungsstrom sollte doppelt so lang sein wie der Einatmungsstrom

16. Übung: Mobilisationsübung

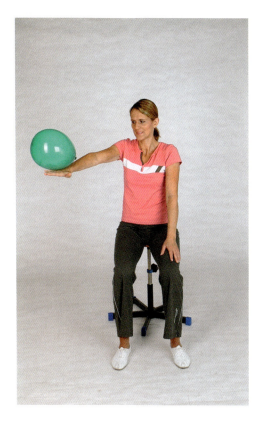
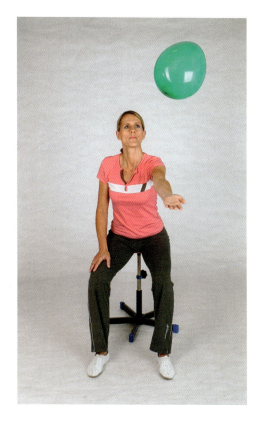

ACHTUNG
Keine Atemübung. Normal weiteratmen, sonst besteht Gefahr der Hyperventilation mit Schwindelgefühl durch zu viel Sauerstoffaufnahme.

Ausgangsstellung
- Sitz oder Stand

Wiederholungszahl
- einige × mit beiden Händen

Ausführung
- Ballon prellen, mit dem Handrücken und mit der Handfläche im Wechsel

17. Übung

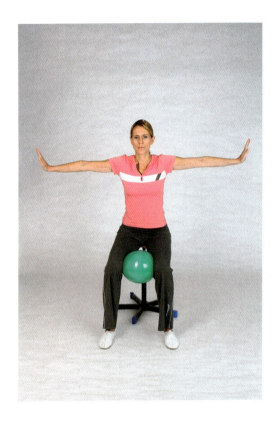

Ausgangsstellung
- Sitz auf dem Stuhl im vorderen Drittel
- Ballon zwischen den Knien
- Arme hängen neben dem Körper

Wiederholungszahl
- 3 ×

Ausführung
- gerade sitzen
- nun: Arme in Schulterhöhe anheben
- Hände in Richtung Unterarme ziehen
- beim Ausatmen:
  - Knie gegen den Ballon drücken
  - Hände zur Seite stemmen
  - Füße in den Boden stemmen
  - Gesäß spannen
  - Bauch einziehen
  - Rücken und Kopf strecken
- beim Einatmen:
  - Spannung lösen
- vor der nächsten Übung einige Atemzüge normal weiteratmen

Tipps
- durch die Nase ein- und ausatmen
- oder: durch die Nase ein- und mit leicht geöffneten Lippen hörbar ausatmen
- der Ausatmungsstrom sollte doppelt so lang sein wie der Einatmungsstrom

18. Übung

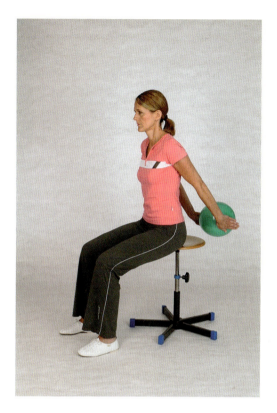

Ausgangsstellung
- Sitz auf dem Stuhl im vorderen Drittel
- Füße stehen hüftbreit parallel am Boden
- Ballon hinter dem Rücken halten

Wiederholungszahl
- 3 ×

Ausführung
- gerade sitzen
- beim Ausatmen:
  - Füße in den Boden stemmen
  - Gesäßmuskeln spannen
  - Bauch einziehen
  - Rücken und Kopf strecken
  - mit beiden Händen den Ballon drücken
- beim Einatmen:
  - Spannung lösen
- vor der nächsten Übung einige Atemzüge normal weiteratmen

Tipps
- durch die Nase ein- und ausatmen
- oder: durch die Nase ein- und mit leicht geöffneten Lippen hörbar ausatmen
- der Ausatmungsstrom sollte doppelt so lang sein wie der Einatmungsstrom

19. Übung

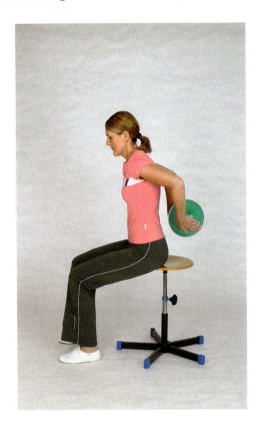 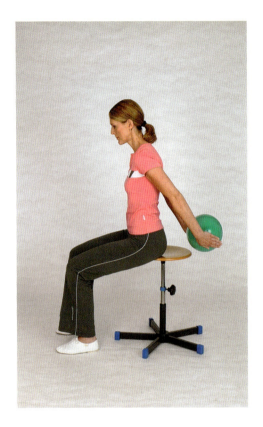

Ausgangsstellung
- Sitz auf dem Stuhl im vorderen Drittel
- Füße stehen hüftbreit parallel am Boden
- Ballon hinter dem Rücken halten

Wiederholungszahl
- 3 ×

Ausführung
- gerade sitzen
- beim Ausatmen:
  - Füße in den Boden stemmen
  - Gesäßmuskeln spannen
  - Bauch einziehen
  - Rücken und Kopf strecken
  - mit beiden Händen den Ballon nach unten schieben
- beim Einatmen:
  - Spannung lösen
- vor der nächsten Übung einige Atemzüge normal weiteratmen

Tipps
- durch die Nase ein- und ausatmen
- oder: durch die Nase ein- und mit leicht geöffneten Lippen hörbar ausatmen
- der Ausatmungsstrom sollte doppelt so lang sein wie der Einatmungsstrom

20. Übung

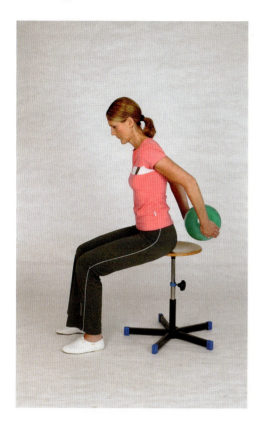
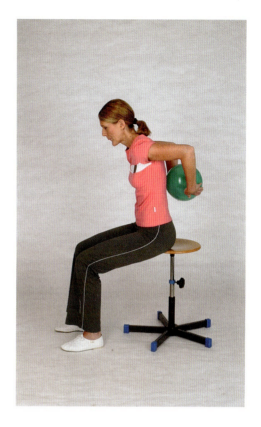

Ausgangsstellung
- Sitz auf dem Stuhl im vorderen Drittel
- Füße stehen hüftbreit parallel am Boden
- Ballon hinter dem Rücken halten

Wiederholungszahl
- 3 ×

Ausführung
- gerade sitzen
- beim Ausatmen:
  - Füße in den Boden stemmen
  - Gesäßmuskeln spannen
  - Bauch einziehen
  - Rücken und Kopf strecken
  - mit beiden Händen den Ballon nach oben schieben
- beim Einatmen:
  - Spannung lösen
- vor der nächsten Übung einige Atemzüge normal weiteratmen

Tipps
- durch die Nase ein- und ausatmen
- oder: durch die Nase ein- und mit leicht geöffneten Lippen hörbar ausatmen
- der Ausatmungsstrom sollte doppelt so lang sein wie der Einatmungsstrom

21. Übung

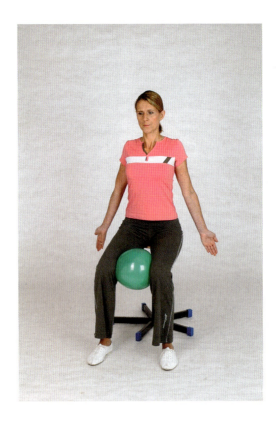

Ausgangsstellung
- Sitz auf dem Stuhl im vorderen Drittel
- Ballon zwischen den Knien
- Arme hängen neben dem Körper

Wiederholungszahl
- 3 ×

Ausführung
- gerade sitzen
- beim Ausatmen:
  - Knie gegen den Ballon drücken
  - Arme nach außen drehen, Daumen zeigen nach hinten
  - Füße in den Boden stemmen
  - Gesäßmuskeln spannen
  - Bauch einziehen
  - Rücken und Kopf strecken
- beim Einatmen:
  - Spannung lösen
- vor der nächsten Übung einige Atemzüge normal weiteratmen

Tipps
- durch die Nase ein- und ausatmen
- oder: durch die Nase ein- und mit leicht geöffneten Lippen hörbar ausatmen
- der Ausatmungsstrom sollte doppelt so lang sein wie der Einatmungsstrom

22. Übung: Mobilisationsübung

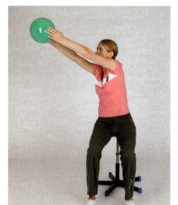
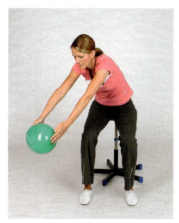
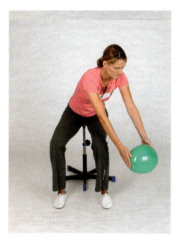
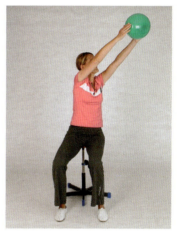

ACHTUNG
Keine Atemübung. Normal weiteratmen, sonst besteht Gefahr der Hyperventilation mit Schwindelgefühl durch zu viel Sauerstoffaufnahme.

Ausgangsstellung
- Sitz oder Stand

Wiederholungszahl
- einige × schwingen

Ausführung
- Ballon nur leicht mit den Fingerkuppen halten
- vor dem Körper in einem großen „U" von rechts oben nach unten und weiter nach links oben schwingen - und wieder zurückschwingen

Tipps
- im Stand beim Schwingen nach unten beide Knie leicht beugen

KAPITEL 35
Übungen zur Entspannung der Kiefer- und Kaumuskulatur

Auswirkungen von Spannung und Stress

Beiß die Zähne zusammen, halte durch, du schaffst es! Kurzfristig angewandt mögen diese Ratschläge hilfreich sein. Doch können wir dann auch wieder loslassen?

Es wird von uns gefordert, immer präsent zu sein, Verantwortung zu tragen, gesteckte Ziele und Aufgaben zu erfüllen. All dies lässt auch unseren Körper nicht los – die Muskeln werden überreizt, sie kontrahieren und verkrampfen sich. Ein Muskel, der längere Zeit verkrampft und verkürzt war, verliert jedoch an Elastizität, lässt sich weniger leicht dehnen und bleibt auch nach der Entspannung noch verkürzt.

Häufig verfolgen uns überhöhte Stresssituationen bis in den Nachtschlaf hinein. Vermehrte Muskelanspannungen pressen die Kiefer aufeinander, die Zähne reiben mahlend übereinander, das sog. Zähneknirschen. Der Zahnarzt sieht den nächtlichen Druck am Abrieb des Zahnschmelzes und wird zu einer Aufbissschiene raten, die zumindest die Zähne vor Schaden schützt.

Spannung sollte aber auch schon zeitnah abgebaut werden, z.B. durch eingefügte Entspannungssequenzen im Alltag. Hilfreich ist es, eine Entspannungsmethode zu erlernen, die einem ganz persönlich zusagt. Manchmal reicht es aber auch schon, kurz „abzuschalten", z.B. die Augen zu schließen, in ein Traumbild einzutauchen und vielleicht Sand, Sonne und Meer zu erleben – dabei auch die wärmenden Sonnenstrahlen zu fühlen und den Sand, wie er zwischen den Fingern hindurchrinnt.

Entspannung für die Gesichtsmuskulatur

Eine bewusste Entspannung der Gesichts- und speziell der Kiefermuskulatur unterstützt ein allgemeines „Loslassen". Hierzu sind nachfolgend einige Übungen zusammengestellt.

Tipps zur Durchführung

- Übungen im Sitzen durchführen.
- Die einzelnen Positionen einen Augenblick halten, die Muskeln dann wieder vollständig lösen.
- Jede Übung 3–5 × wiederholen.

1. Übung

Ausführung: Mundwinkel bei geschlossenen Lippen auseinanderziehen

2. Übung

Ausführung: Mundwinkel nach oben außen ziehen – lächeln

3. Übung

Ausführung: Mund zuspitzen wie zum Pfeifen – wieder weich werden lassen

4. Übung

Ausführung: bei geschlossenen Lippen Zunge gegen den Gaumen drücken

5. Übung

Ausführung: Unterkiefer vorschieben

6. Übung

Ausführung: Unterkiefer nach rechts und links verschieben

7. Übung

Ausführung: Unterkiefer gegen Widerstand der Hand nach unten drücken

8. Übung

Ausführung: Mund weit aufmachen wie zum Gähnen

9. Übung

Ausführung:
- Unterkiefer locker fallen lassen
- unter der Vorstellung, dass ein Gewicht am Kinn hängt, den Unterkiefer langsam hochziehen

10. Übung

Ausführung:
- Zähne fest aufeinanderbeißen
- locker lassen, den Unterkiefer senken und den Mund leicht öffnen

11. Übung

Ausführung:
- Backen aufblasen
- die Luft von einer Seite zur anderen schieben